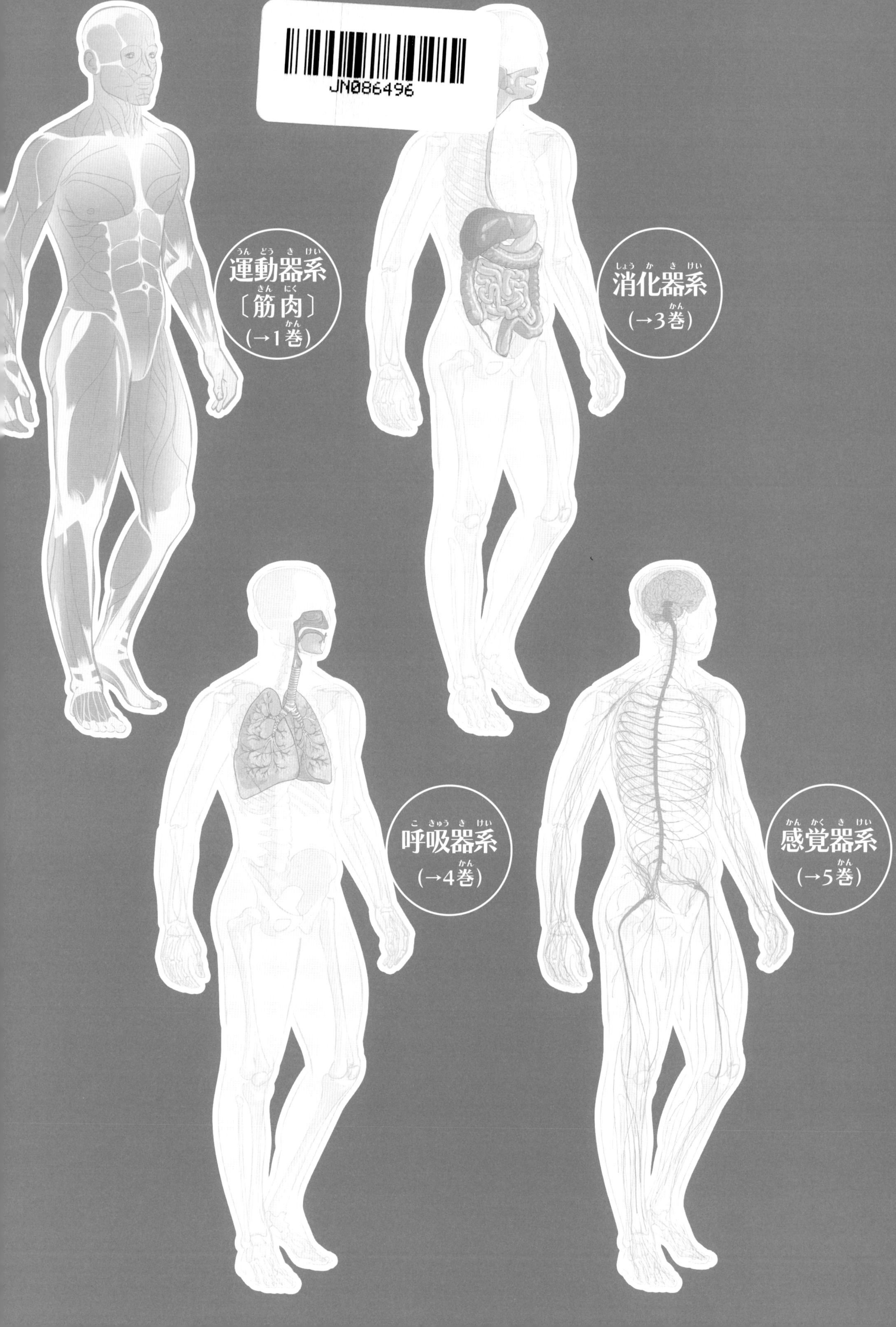
運《うん》動《どう》器《き》系《けい》
〔筋《きん》肉《にく》〕
(→1巻《かん》)
消《しょう》化《か》器《き》系《けい》
(→3巻《かん》)
呼《こ》吸《きゅう》器《き》系《けい》
(→4巻《かん》)
感《かん》覚《かく》器《き》系《けい》
(→5巻《かん》)

どうなってるの!?

人のからだのしくみ大図解

監修　坂井 建雄（順天堂大学特任教授）

5　感覚器官と脳のはたらき

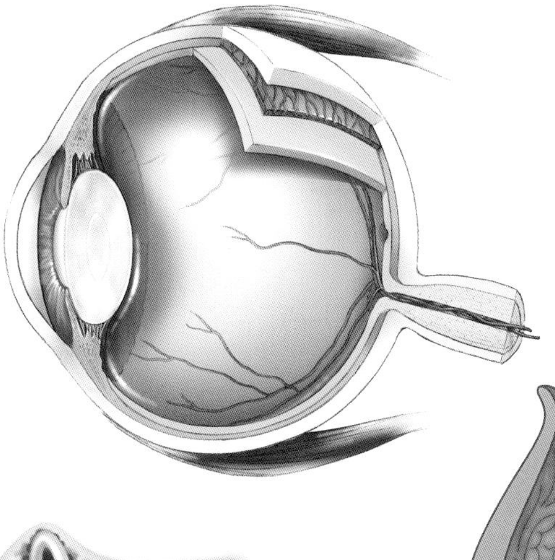

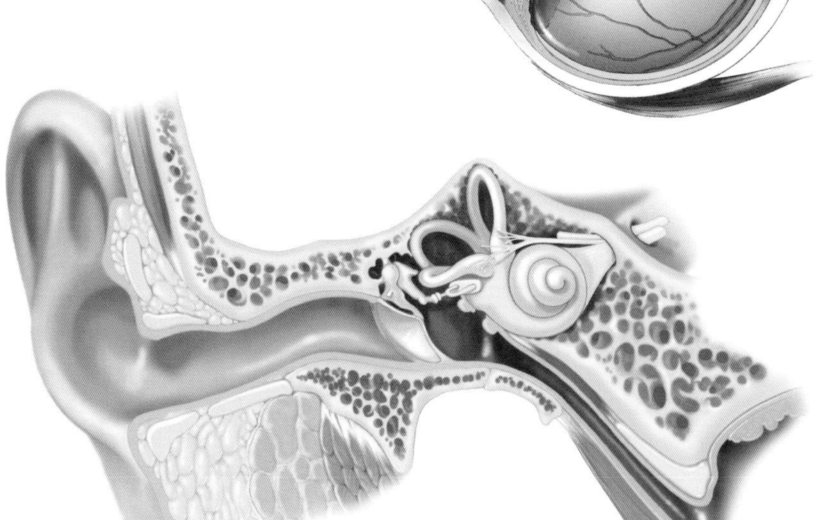

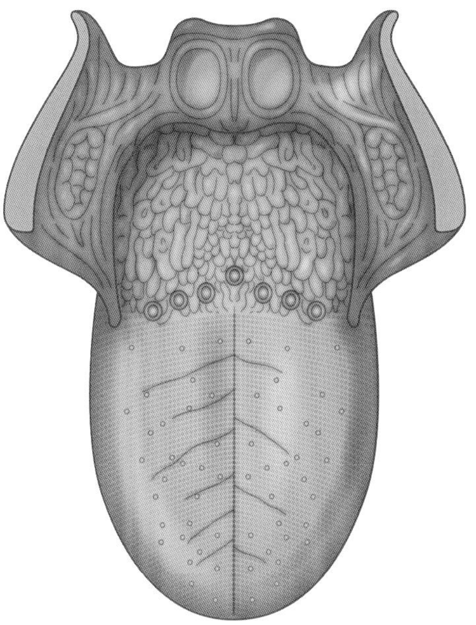

ポプラ社

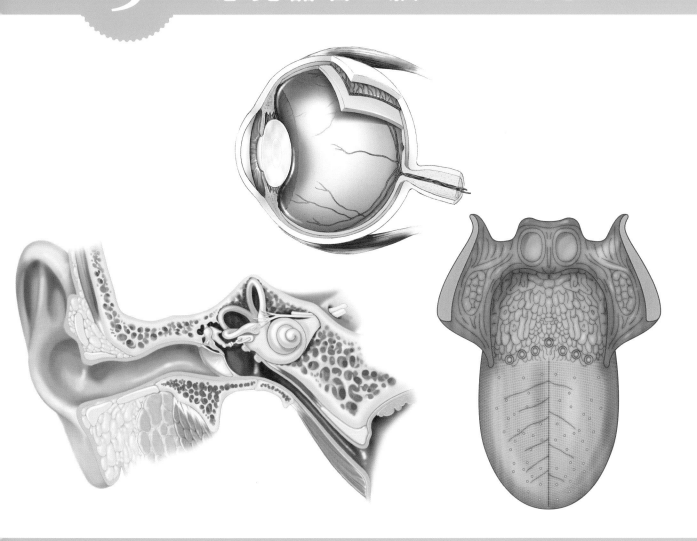

目次

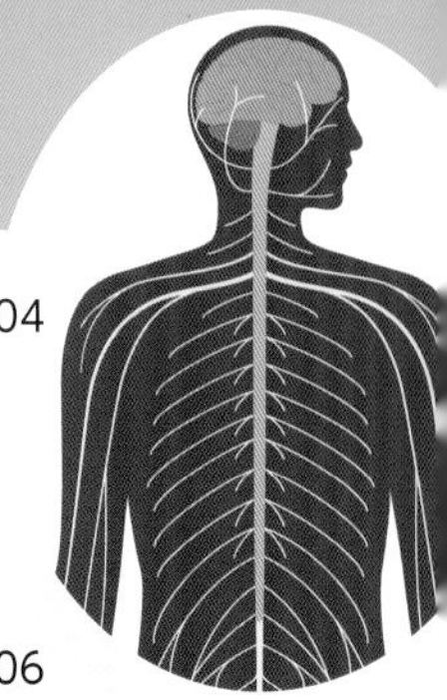

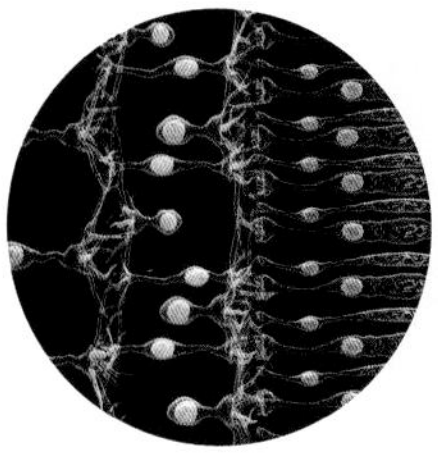

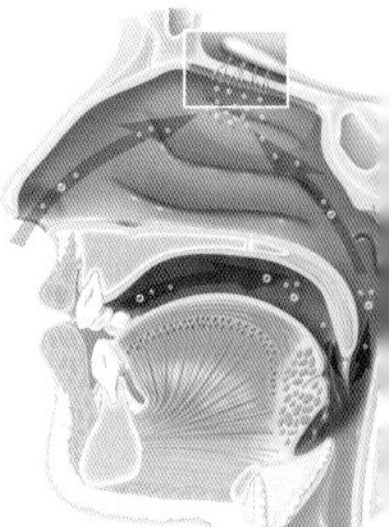

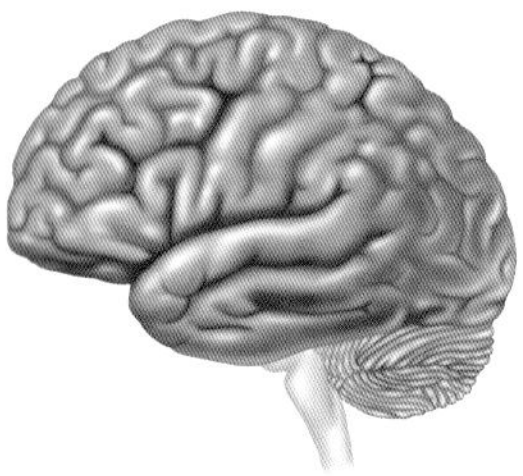

この本の見方

この本は、イラストや写真を中心にして、人のからだを楽しく、くわしく紹介しています。

Q | 人と動物のからだに関する疑問です。

A | Q(疑問)に対する答えです。

図解の解説 | イラストや写真について説明をしています。

キャラクター | 重要な部分や補足内容などを説明をしています。

Q 鼻はどうして においがわかるの?

嗅上皮は切手1枚分ほどの面積だよ。嗅細胞は500万~1億個もあるよ

A 鼻の奥に、においの物質をキャッチするところがあるんだ。

鼻はにおいをかぐ感覚器官です。においのもととなるのは空気中にある小さな物質です。鼻から空気を吸い込むと、いっしょににおいのもとになる物質も入ってきます。鼻の奥の天井には、嗅上皮という部分があり、嗅細胞というにおいを感じ取る細胞がならんでいます。においの物質が嗅細胞にくっつくと、その情報が電気の信号にかえられます。信号は神経を伝わって、脳に届き、何のにおいかが判断されます。
鼻は呼吸器官でもあり、空気の出入り口ともなっています。

鼻の中のしくみ
鼻腔の天井に、においの物質を感じ取る器官がある。

鼻腔
空気の通り道。粘膜が分泌されて、鼻から入ってきた空気をあたためて、湿り気を与える。

においの物質

嗅球

鼻孔

口から入ったにおいの物質、のどから鼻の中に送られて、頭部に届く。

口の中

舌

鼻腔の奥はのどにつながる。

嗅球
嗅細胞からのびた神経が大脳に向かう神経につながるところ。

神経
嗅細胞が感じ取ったにおいの物質の情報を伝える。鼻腔の天井にあいている穴から外に出て、頭蓋に入る。

嗅上皮
鼻腔のいちばん上にある部分。嗅細胞や粘液を出す細胞が集まっている。

嗅細胞
嗅小毛とよばれる細い毛をもつ細胞。粘液に溶けたにおいの物質が、細い毛にくっつき、物質の情報が嗅細胞に伝わる。

粘液　嗅上皮をおおう。においの物質は粘液に溶ける。

COLUMN

鼻は大切な呼吸器官
鼻の重要な役目は呼吸です(→4巻)。鼻から吸った空気は、のどを通り、気道に入って肺へ向かうのです。呼吸をするから、においがわかるといえるでしょう。

鼻から入った空気の通り道

気道。空気が肺に向かう。

肺

におい物質
においのもとは、空気中をただよう、とても小さな物質だ。においがしたと感じたときには、においの物質が鼻腔からからだの中に入っているのだ。

24

25

→ | くわしい説明がのっているページ数、またはほかの巻数です。

コラム | このページのQ&Aに関する発展情報やおもしろい情報を紹介しています。

この本に登場するキャラクターたち

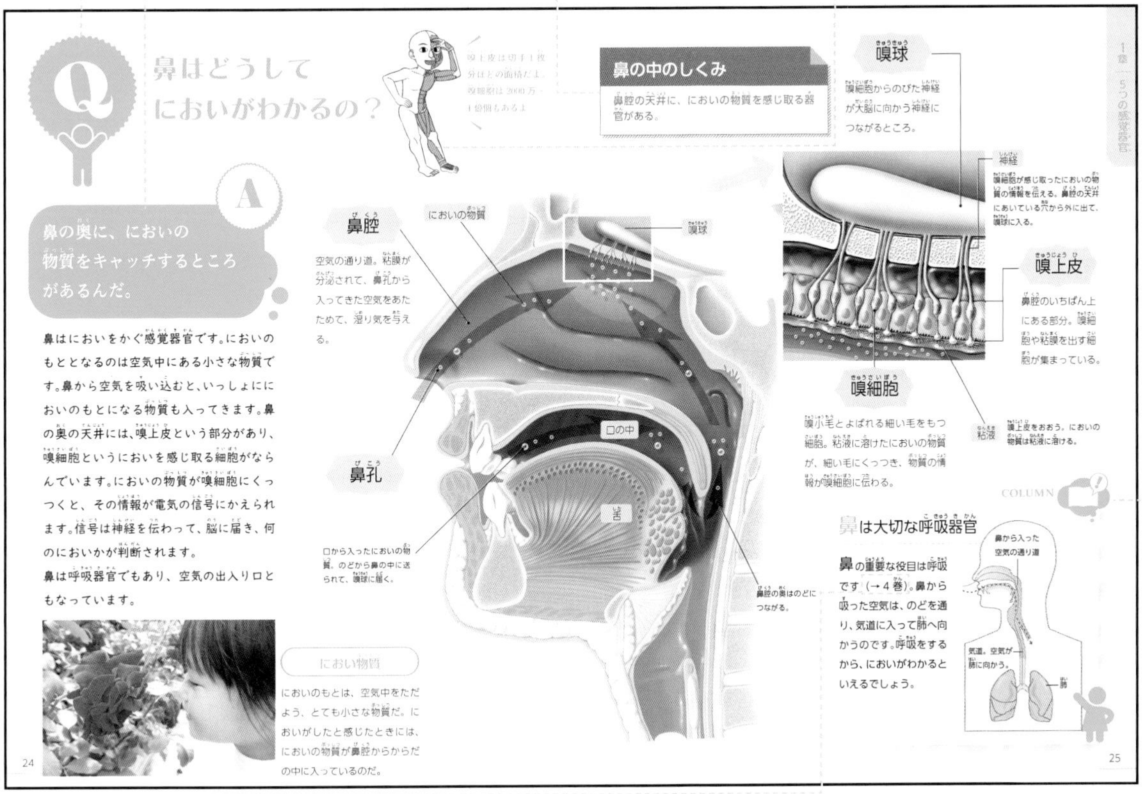

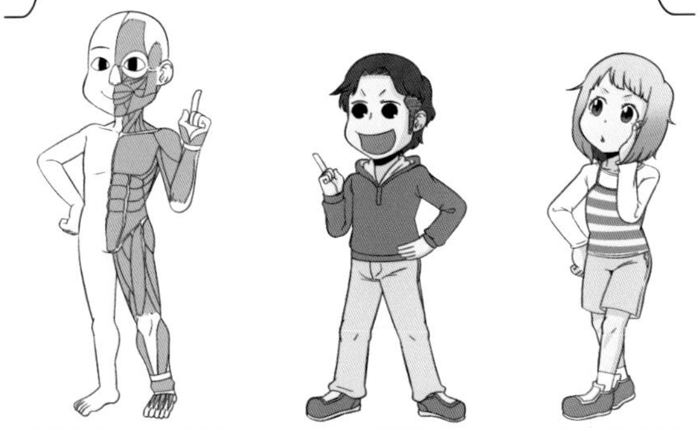

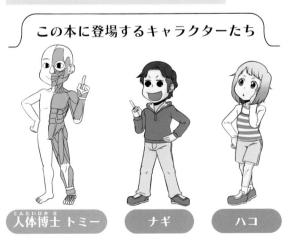

人体博士 トミー

ナギ

ハコ

人体マンガ | 各章のはじめに、その章のテーマをマンガで楽しく紹介しています。

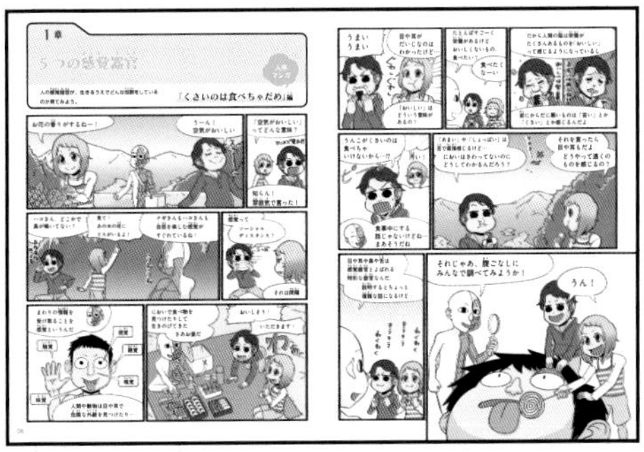

外のようすを知り、神経《しんけい》が伝《つた》え、脳《のう》で考える。脳《のう》は全身を動かしている。

はじめに

虫の声が聞こえたら、そちらを見ながら、捕虫網《ほちゅうあみ》をかまえ、どんな虫がいるのかなと考えます。これはぜんぶ、感覚器官《かんかくきかん》と神《しん》経《けい》、脳《のう》の働《はたら》きです。

目や耳、鼻などの感覚器官《かんかくきかん》は、まわりからの情報《じょうほう》を受け取ります。脳《のう》は情報《じょうほう》を整理して、手足を動かしたり、内臓《ないぞう》の動きを調整したりと、全身に指令《しれい》を出します。情報《じょうほう》と指令《しれい》は、全身に張《は》りめぐらされた神経《しんけい》を通じて、行き来しています。

この巻《かん》では、感覚器官《かんかくきかん》と脳《のう》のしくみを紹《しょう》介《かい》します。毎日の生活のなかで感覚器官《かんかくきかん》と脳《のう》がどのように働《はたら》いているのか、見ていきましょう。

監修《かんしゅう》　坂井建雄《さかいたつお》（順天堂大学特任教授《じゅんてんどうだいがくとくにんきょうじゅ》）

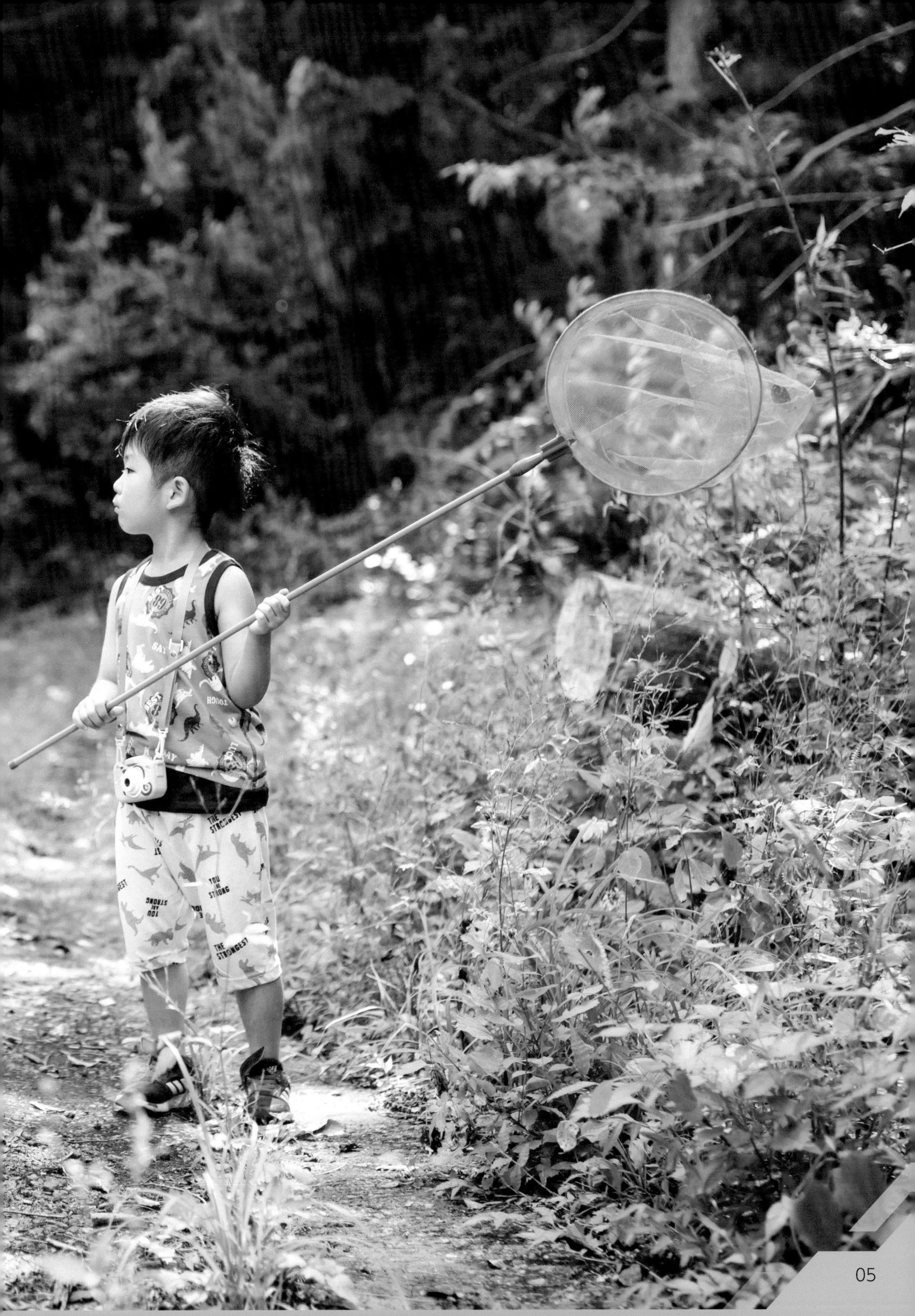
THE STRONGEST

1章

5つの感覚器官《かんかくきかん》

人体マンガ

人の感覚器官《かんかくきかん》が、生きるうえでどんな役割《やくわり》をしているのか見てみよう。

「くさいのは食べちゃだめ」編《へん》

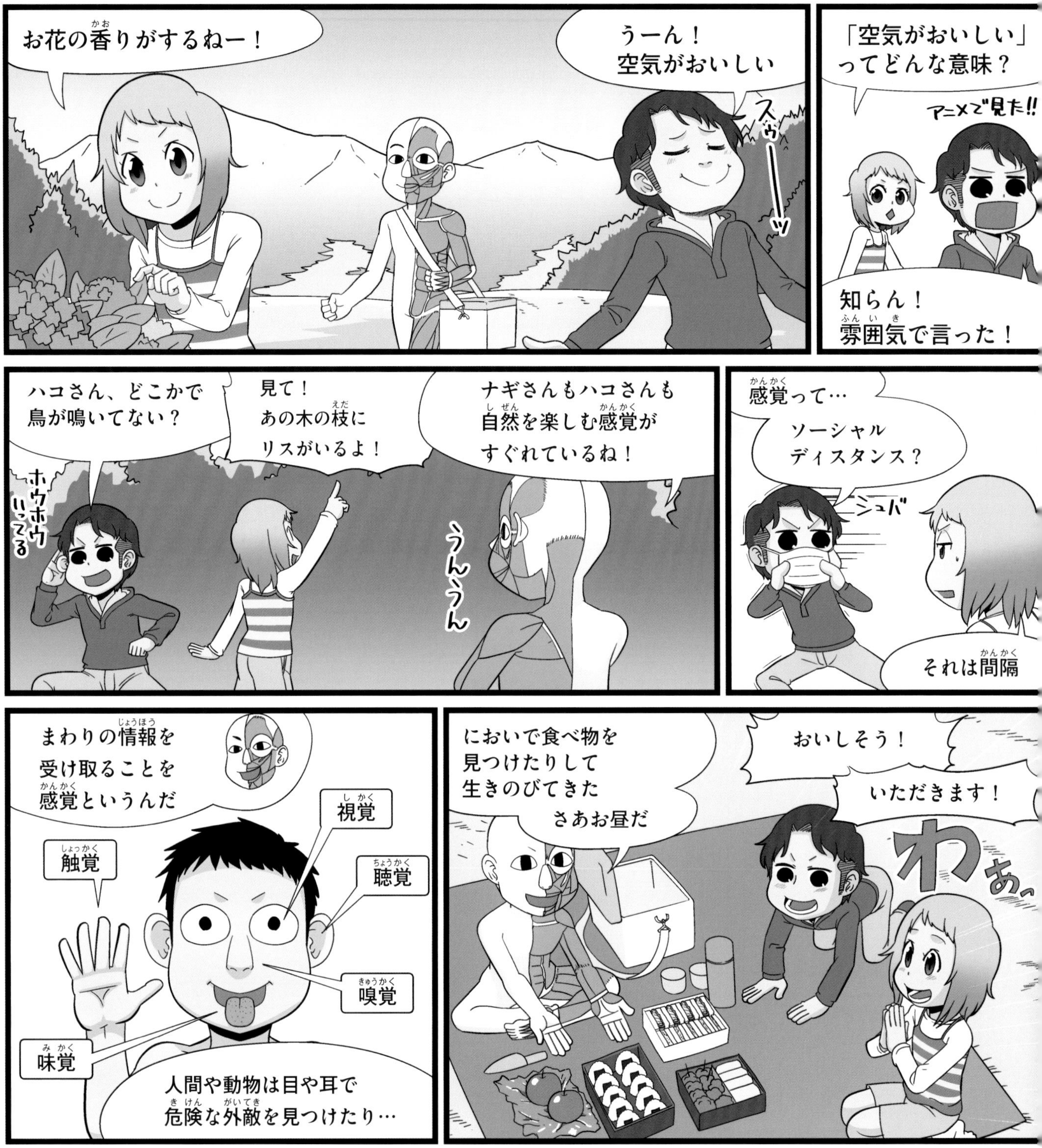

お花の香《かお》りがするねー！
うーん！空気がおいしい
スゥーーッ
「空気がおいしい」ってどんな意味？
アニメで見た!!
知らん！雰囲気《ふんいき》で言った！
ハコさん、どこかで鳥が鳴いてない？
ホウホウいってる
見て！あの木の枝《えだ》にリスがいるよ！
ナギさんもハコさんも自然《しぜん》を楽しむ感覚《かんかく》がすぐれているね！
うんうん
感覚《かんかく》って…
ソーシャルディスタンス？
ジュバ
それは間隔《かんかく》
まわりの情報《じょうほう》を受け取ることを感覚《かんかく》というんだ
視覚《しかく》
触覚《しょっかく》
聴覚《ちょうかく》
嗅覚《きゅうかく》
味覚《みかく》
人間や動物は目や耳で危険《きけん》な外敵《がいてき》を見つけたり…
においで食べ物を見つけたりして生きのびてきた
さあお昼だ
おいしそう！
いただきます！
わぁ

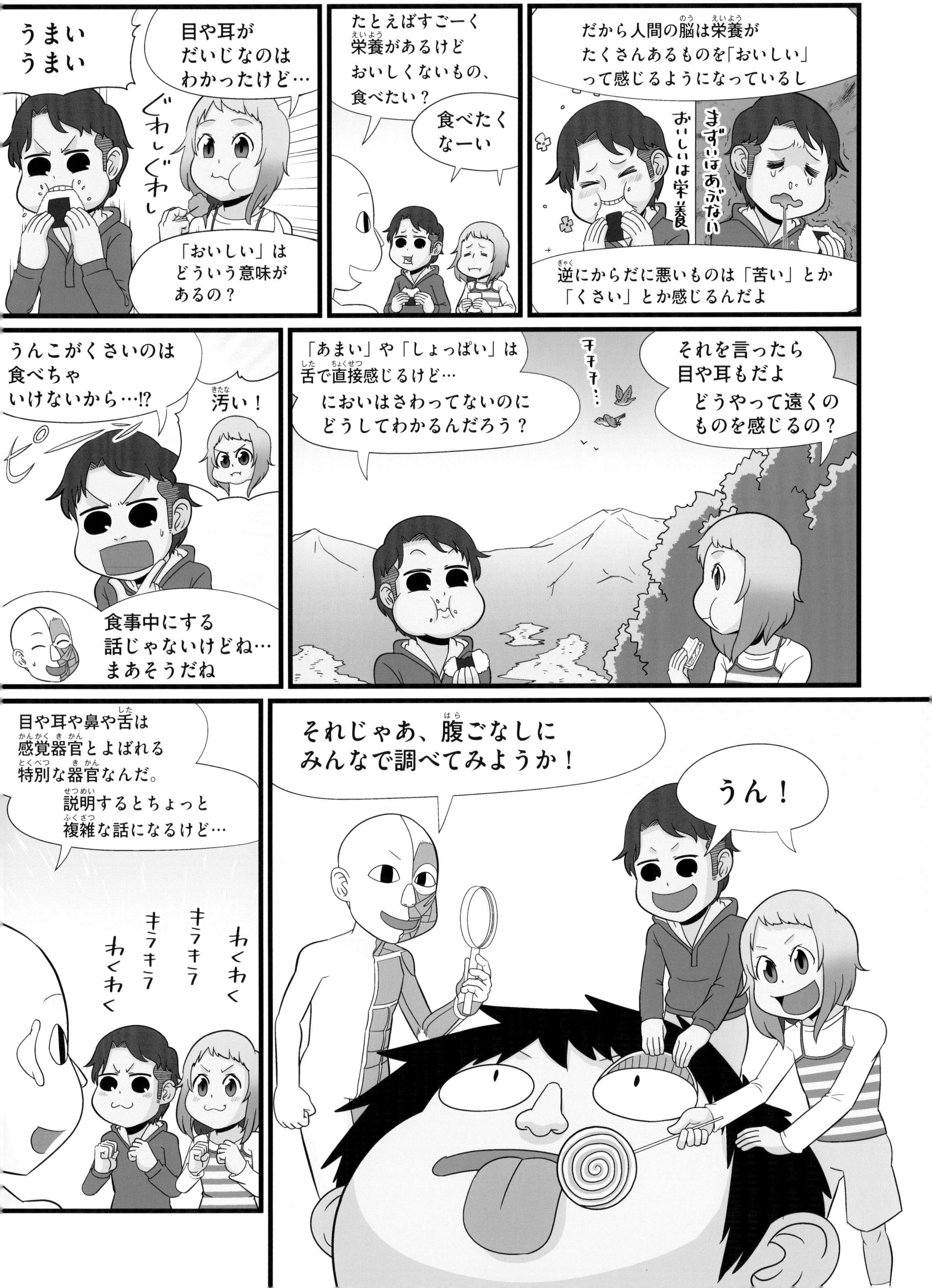
うまい
うまい
目や耳がだいじなのはわかったけど…
ぐわしぐわし
「おいしい」はどういう意味があるの？
たとえばすごーく栄養《えいよう》があるけどおいしくないもの、食べたい？
食べたくなーい
だから人間の脳《のう》は栄養《えいよう》がたくさんあるものを「おいしい」って感じるようになっているし
おいしいは栄養
まずいはあぶない
逆《ぎゃく》にからだに悪いものは「苦い」とか「くさい」とか感じるんだよ
うんこがくさいのは食べちゃいけないから…!?
ピー
汚《きたな》い！
食事中にする話じゃないけどね…まあそうだね
「あまい」や「しょっぱい」は舌《した》で直接《ちょくせつ》感じるけど…
においはさわってないのにどうしてわかるんだろう？
チチチ…
それを言ったら目や耳もだよ
どうやって遠くのものを感じるの？
目や耳や鼻や舌《した》は感覚器官《かんかくきかん》とよばれる特別《とくべつ》な器官《きかん》なんだ。
説明《せつめい》するとちょっと複雑《ふくざつ》な話になるけど…
わくわく
キラキラ
キラキラ
わくわく
それじゃあ、腹《はら》ごなしにみんなで調べてみようか！
うん！

「見る」「聞く」「かぐ」「味わう」「ふれる」と何がわかる？ どんなしくみでわかるの？

感覚器官《かんかくきかん》が情報《じょうほう》を受け取って、まわりにあるものはどんなものかと判断《はんだん》しているよ。

わたしたちは、自分のまわりにあるものから、さまざまな情報《じょうほう》を受け取ります。たとえば、目の前に赤いリンゴがあるとします。色やかたちの情報《じょうほう》を目が感じ取って、それを脳《のう》に送ります。すると脳《のう》が「目の前に赤いリンゴがある」と判断《はんだん》するのです。このように、まわりの情報《じょうほう》を感じ取って、理解《りかい》する働《はたら》きを感覚《かんかく》といいます。情報《じょうほう》を受け取る器《き》官《かん》のことを感覚器官《かんかくきかん》といいます。

感覚《かんかく》は、見る（視覚《しかく》）、聞く（聴覚《ちょうかく》）、かぐ（嗅覚《きゅうかく》）、味わう（味覚《みかく》）、ふれる（皮ふ感覚《かんかく》、触覚《しょっかく》ともいう）ことでわかる刺激《しげき》で、おもに５つです。それぞれの感覚器官《かんかくきかん》は、目、耳、鼻、舌《した》、皮ふです。感覚器官《かんかくきかん》が受け取った情《じょう》報《ほう》は脳《のう》に送られ、ようすが判断《はんだん》されます。

※器官《きかん》……からだを構成《こうせい》する部品。決まったかたちと機能《きのう》をもち、いくつかの組織《そしき》が集まってできている。

５つの感覚《かんかく》

目、耳、鼻、舌《した》、皮ふがそれぞれ情報《じょうほう》を受け取っているよ。

視覚《しかく》——目で見る

目を使ってものを見ると、どのようなかたちや色をしているか、どこにあるか、動いているか、など多くの情報《じょうほう》を得《え》られる。

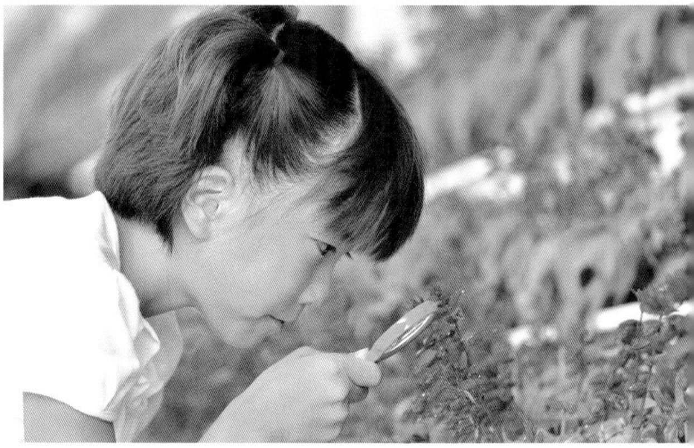

聴覚《ちょうかく》——耳で聞く

耳を使って音を聞くと、「ピアノの音だ」「大きな音だ」などと何の音か、どんな音かも理解《りかい》できる。

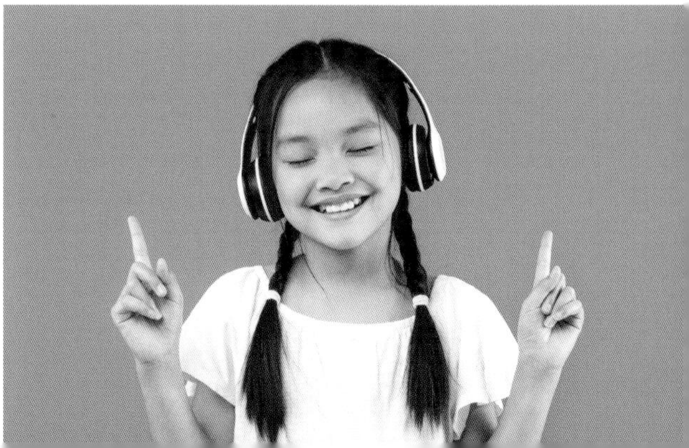

嗅覚《きゅうかく》――鼻でかぐ

鼻を使ってにおいをかぐと、「花のにおいだ」「あまいにおいだ」などがわかる。

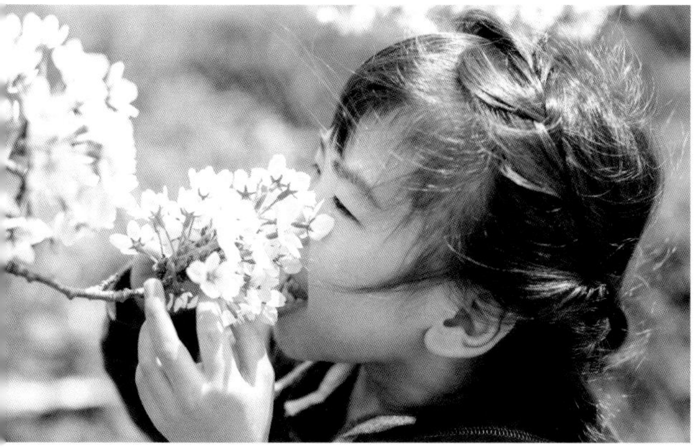

味覚《みかく》――舌《した》で味わう

口に入ってきたものを舌《した》で味わうと、「あまい」「からい」「苦い」などがわかる。

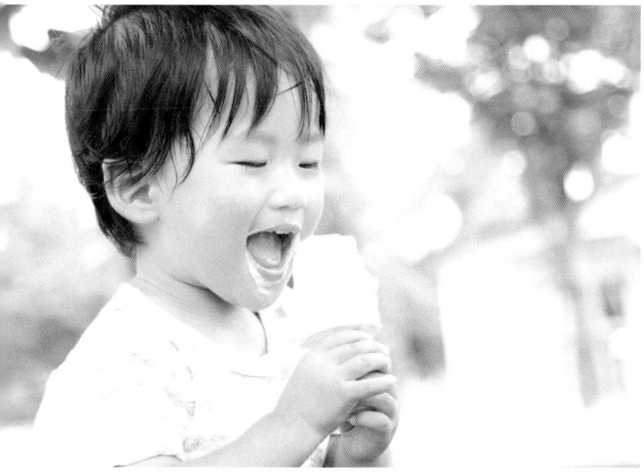

皮ふ感覚《かんかく》――皮ふでふれる

皮ふにふれたものがどのようなものかわかる。「あたたかい」「やわらかい」「痛《いた》い」「おされた」などがわかる。

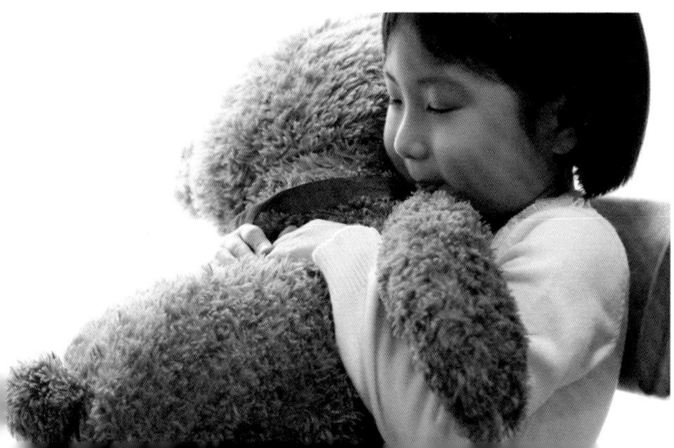

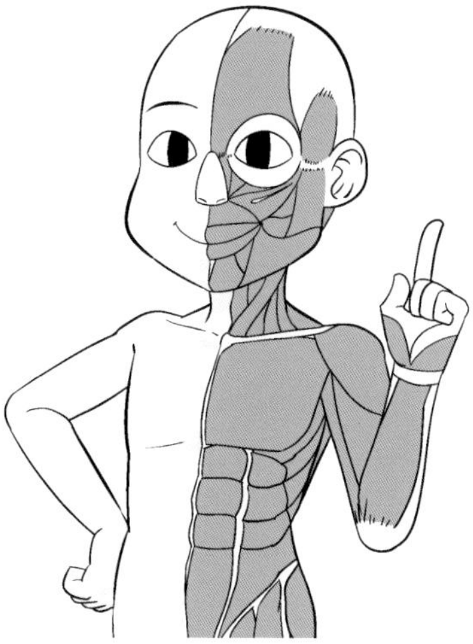
視覚《しかく》、聴覚《ちょうかく》、嗅覚《きゅうかく》、
味覚《みかく》、皮ふ感覚《かんかく》（触覚《しょっかく》）を
まとめて五感というよ

COLUMN

からだの中のようすがわかる!?

五感以外《いがい》の感覚《かんかく》もあります。たとえば、「トイレに行きたい」「のどがかわいた」「おなかが痛《いた》い」などは、自分のからだの中のようすを感じることです。このような感覚《かんかく》を内臓感覚《ないぞうかんかく》といいます。

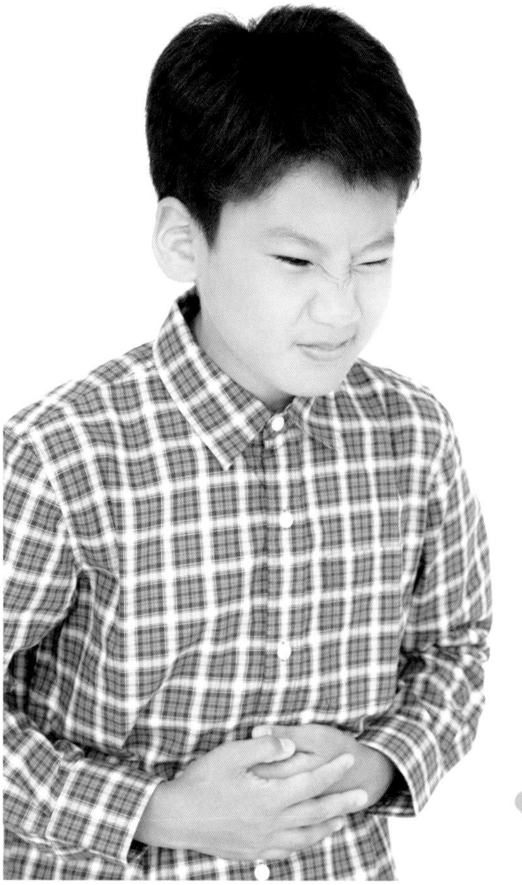

角膜《かくまく》、瞳孔《どうこう》、水晶体《すいしょうたい》や網膜《もうまく》。全部、目の器官《きかん》なの？

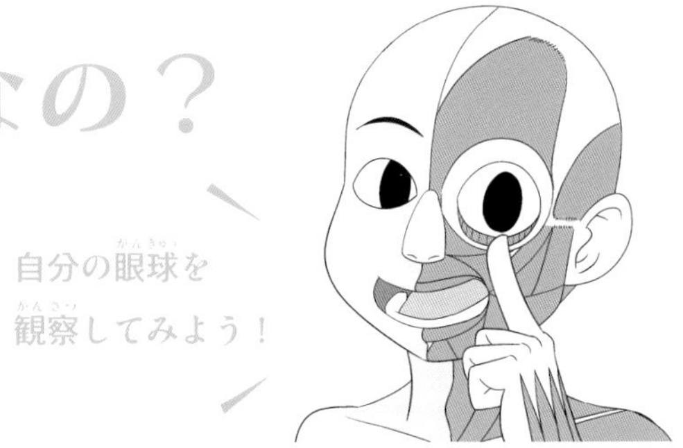

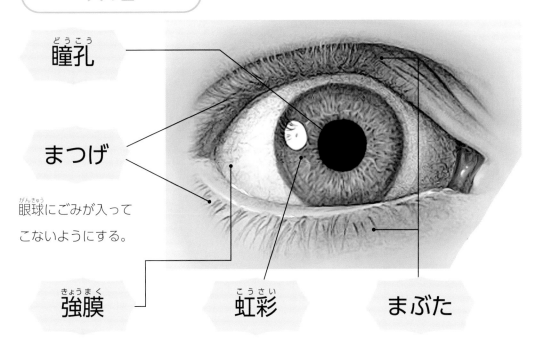

そうだよ。目には小さな器官《きかん》がいっぱいあるよ。

目は、ものの色やかたち、ものまでの距離《きょり》、まわりの明るさなど、たいへん多くの情報《じょうほう》を受け取っている感覚器官《かんかくきかん》です。ものを見る器官《きかん》を眼球《がんきゅう》といい、ふだんは目玉として認識《にんしき》している部分です。眼球《がんきゅう》のほとんどを占《し》める硝子体《しょうしたい》は、ピンポン球ぐらいの大き

さで、ゼリー状《じょう》の構造《こうぞう》です。眼球《がんきゅう》は空気にふ

れているので、かわかないように、いつも涙《なみ》

が流れています。

目は眼球《がんきゅう》と、眼球《がんきゅう》を守るための器官《きかん》で構成《こうせ》

されています。

目のしくみ

ものを見るための器官《きかん》である眼球《がんきゅう》と、眼球《がんきゅう》を保護《ほご》する器官《きかん》でできている。

人の目

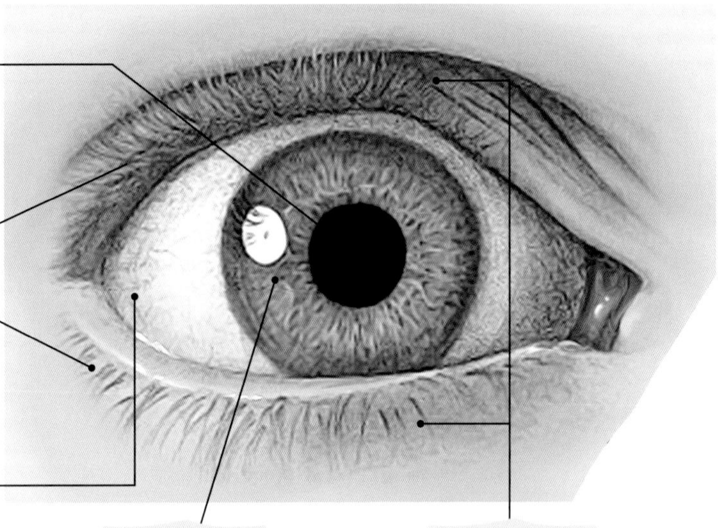

瞳孔《どうこう》

まつげ

眼球《がんきゅう》にごみが入ってこないようにする。

強膜《きょうまく》

白目は強膜《きょうまく》が見えているもの。

虹彩《こうさい》

瞳孔《どうこう》のまわりの色がうすい部分。目の色は虹《こう》彩《さい》の色素《しきそ》の量《りょう》で決まる。

まぶた

上まぶたと下まぶたがある。眼球《がんきゅう》を守り、入ってくる光の量《りょう》を調節《ちょうせつ》する。

角膜《かくまく》

虹彩《こうさい》と瞳孔《どうこう》をおおう

直径《ちょっけい》 1cm ほどの透《とうめ》

な膜《まく》。光が入ってく

瞳孔《どうこう》

黒目の中央《ちゅうおう》の色がこ

部分。まわりの明る

によって大きさがか

る （→ p14）

泣《な》くと鼻水が流れるのはどうして？

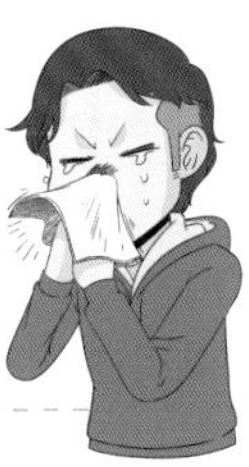

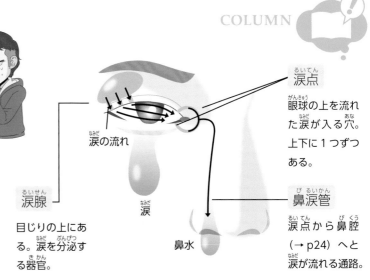

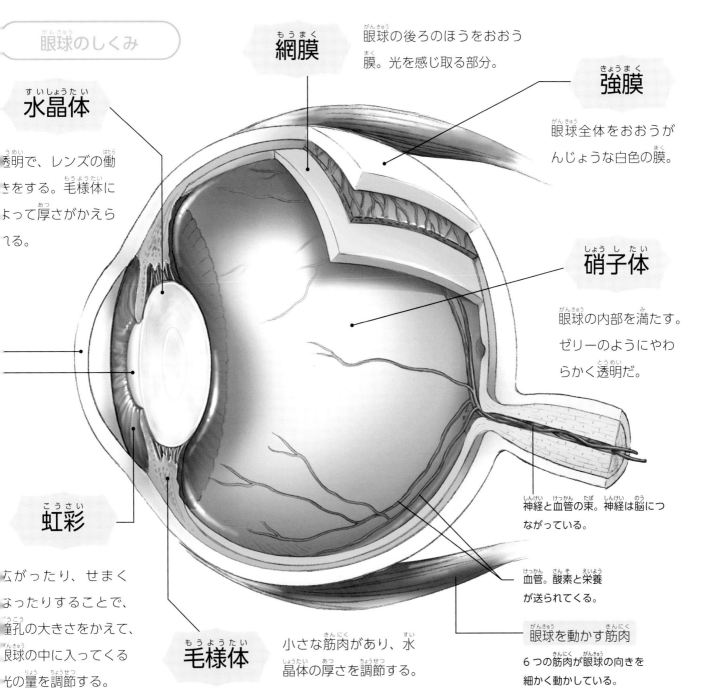

涙《なみだ》は眼球《がんきゅう》の上を流れて、涙点《るいてん》という穴《あな》に流《なが》れ込《こ》みます。涙点《るいてん》の穴《あな》は、鼻の奥《おく》につながっています。泣《な》くとたくさん涙《なみだ》が出てきて、目からあふれてきますが、鼻の奥《おく》にも大量《たいりょう》に流《なが》れ込《こ》むので、鼻水となって出てくるのです。

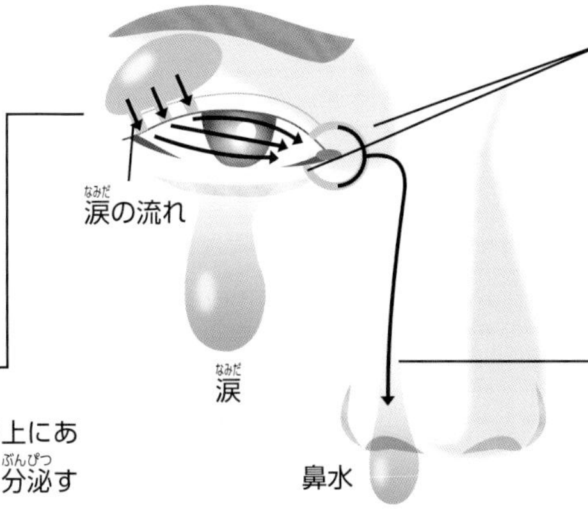
涙《なみだ》の流れ
涙腺《るいせん》
目じりの上にある。涙《なみだ》を分泌《ぶんぴつ》する器官《きかん》。
涙《なみだ》
鼻水
涙点《るいてん》
眼球《がんきゅう》の上を流れた涙《なみだ》が入る穴《あな》。上下に1つずつある。
鼻涙管《びるいかん》
涙点《るいてん》から鼻腔《びくう》（→ p24）へと涙《なみだ》が流れる通路。

眼球《がんきゅう》のしくみ

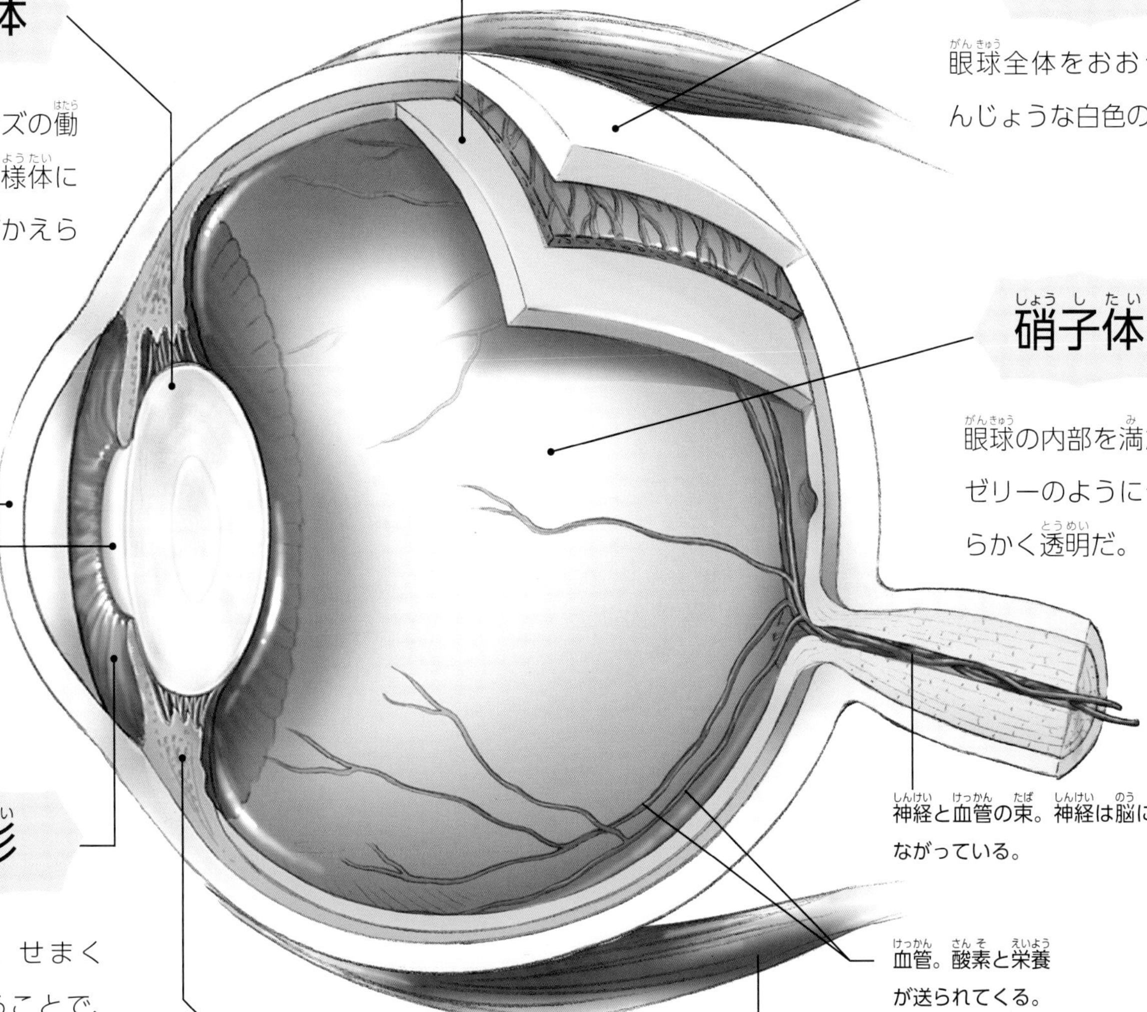
網膜《もうまく》
眼球《がんきゅう》の後ろのほうをおおう膜《まく》。光を感じ取る部分。
水晶体《すいしょうたい》
透明で、レンズの働《はたら》きをする。毛様体《もうようたい》によって厚《あつ》さがかえられる。
強膜《きょうまく》
眼球《がんきゅう》全体をおおうがんじょうな白色の膜《まく》。
硝子体《しょうしたい》
眼球《がんきゅう》の内部を満《み》たす。ゼリーのようにやわらかく透明《とうめい》だ。
神経《しんけい》と血管《けっかん》の束《たば》。神経《しんけい》は脳《のう》につながっている。
虹彩《こうさい》
広がったり、せまくなったりすることで、瞳孔の大きさをかえて、眼球の中に入ってくる光の量《りょう》を調節《ちょうせつ》する。
血管《けっかん》。酸素《さんそ》と栄養《えいよう》が送られてくる。
毛様体《もうようたい》
小さな筋肉《きんにく》があり、水《すい》晶体《しょうたい》の厚《あつ》さを調節《ちょうせつ》する。
眼球《がんきゅう》を動かす筋肉《きんにく》
6つの筋肉《きんにく》が眼球《がんきゅう》の向きを細かく動かしている。

目はどういうしくみで ものを見ているの？

A

見たものの光が水晶体《すいしょうたい》で曲げられて、網膜《もうまく》に映像《えいぞう》をうつしているよ。

「ものを見る」というのは、ものに当たってはね返ってきた光が目に入ってくることです。瞳孔《どうこう》から入ってきた光は、レンズの役目をする水晶体《すいしょうたい》を通りぬけるときに曲がります。曲がった光が、スクリーンの役目をする網膜《もうまく》にピントが合った像《ぞう》をうつします。

ただし、このときは像《ぞう》の上下が逆《ぎゃく》になっています。網膜《もうまく》は像《ぞう》を電気の信号《しんごう》にかえ、信号《しんご》は神経《しんけい》を伝《つた》わって脳《のう》に届《とど》きます。脳《のう》が像《ぞう》の上下を修正《しゅうせい》するので、わたしたちは正しい像《ぞう》を見ることができるのです。

網膜《もうまく》にピントが合った映像《えいぞう》がうつるように、レンズ役の水晶体《すいしょうたい》は厚《あつ》さがかわります。近くを見るときは水晶体《すいしょうたい》が厚《あつ》くなり、遠くを見るときはうすくなります。厚《あつ》さを調整するのは毛様体《もうようたい》にある筋肉《きんにく》の働《はたら》きです。毛様《もうよ》体《たい》の筋肉《きんにく》が縮《ちぢ》むと水晶体《すいしょうたい》が厚《あつ》くなり、ゆるむとうすくなります。

COLUMN

近視《きんし》の人は なぜめがねをかけるの？

近《きん》視《し》になると、遠くのものがよく見えません。水晶体《すいしょうたい》の厚《あつ》さがうまく調節《ちょうせつ》できなかったり、目の奥行《おくゆ》きが長かったりして、遠くのものの像《ぞう》が網膜《もうまく》の手前にうつるからです。めがねやコンタクトレンズを使って、ピントの位置《いち》を後ろにずらすと、はっきりした映像《えいぞう》が網膜《もうまく》にうつるようになります。

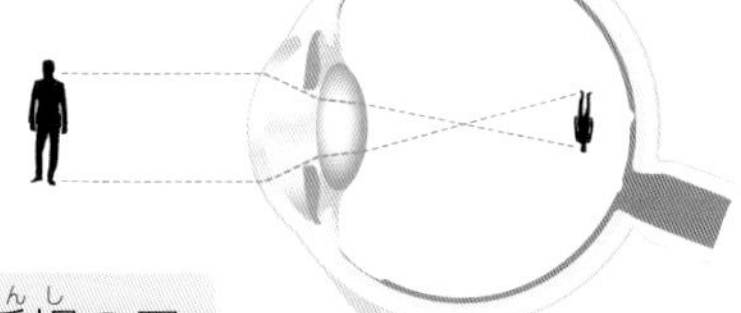

近視《きんし》の目

網膜《もうまく》の手前で像《ぞう》がピントを結《むす》んでしまうので、網膜《もうまく》にはぼやけた像《ぞう》がうつる。

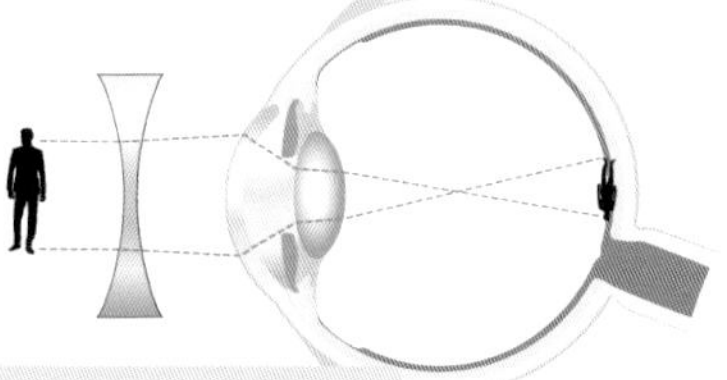

レンズをかけた目

レンズによって網膜《もうまく》でピントが合うようになったので、はっきりと見える。

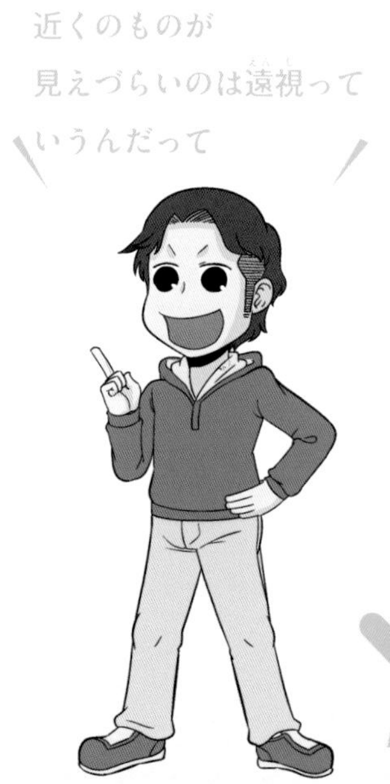
近くのものが
見えづらいのは遠視《えんし》って
いうんだって

ものの映像《えいぞう》が網膜《もうまく》にうつるまで

光は、水晶体《すいしょうたい》で曲げられて、網膜《もうまく》にピントが合った映像《えいぞう》がうつる。

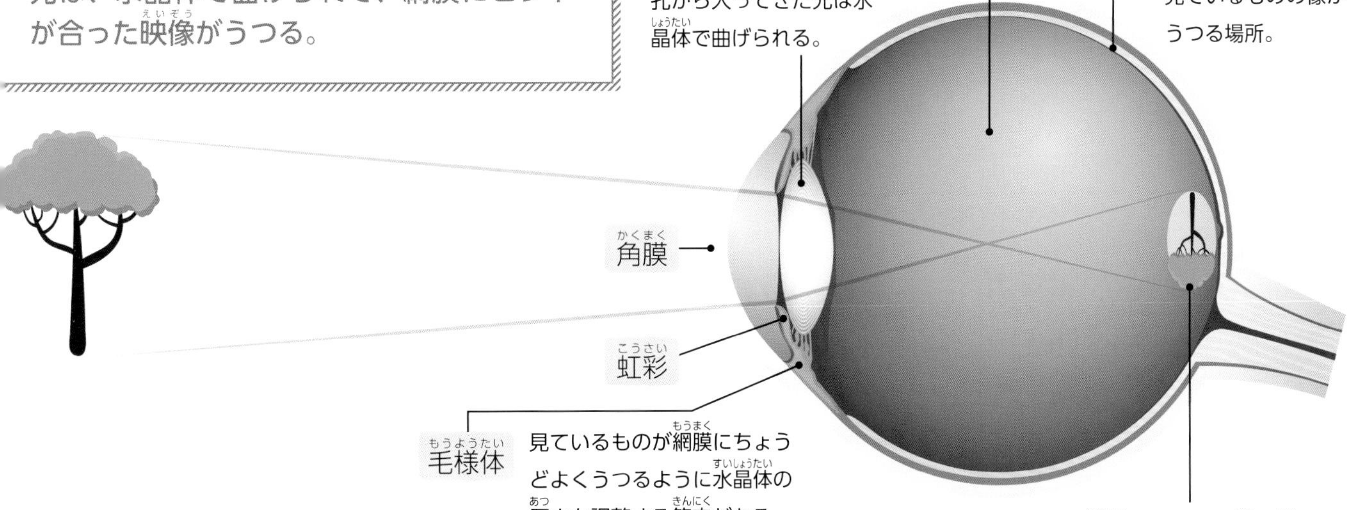

硝子体《しょうしたい》
透明《とうめい》なゼリーのような部分。光が通っていく。
水晶体《すいしょうたい》
レンズの働《はたら》きをする。瞳孔《どうこう》から入ってきた光は水晶体《すいしょうたい》で曲げられる。
網膜《もうまく》
眼球《がんきゅう》のいちばん奥《おく》。見ているものの像《ぞう》がうつる場所。
角膜《かくまく》
虹彩《こうさい》
毛様体《もうようたい》
見ているものが網膜《もうまく》にちょうどよくうつるように水晶体《すいしょうたい》の厚《あつ》さを調整する筋肉《きんにく》がある。
網膜《もうまく》にうつった像《ぞう》。水晶体《すいしょうたい》の働《はたら》きでピントが合っている。上下は逆《ぎゃく》だ。

網膜《もうまく》では上下逆《ぎゃく》

網膜《もうまく》には上下逆《ぎゃく》の像《ぞう》がうつっているが、情報《じょうほう》が脳《のう》に伝《つた》わると修正《しゅうせい》される。わたしたちが見ているのは脳《のう》が修正《しゅうせい》したものだ。

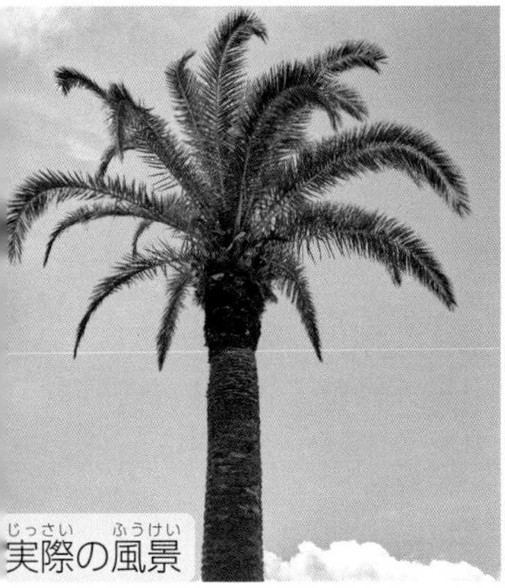

実際《じっさい》の風景《ふうけい》

ァシの木。

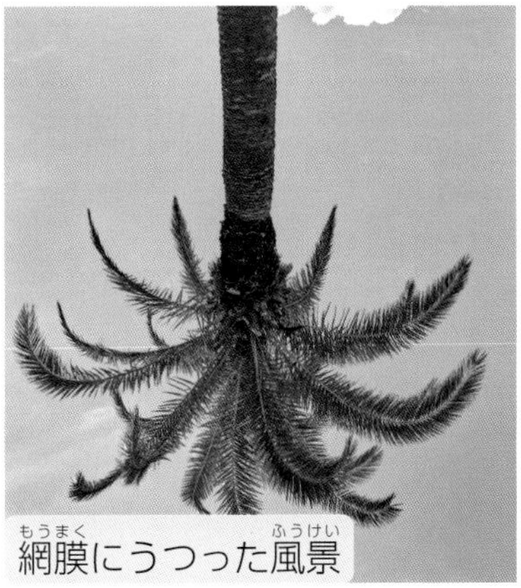

網膜《もうまく》にうつった風景《ふうけい》

上下が逆《ぎゃく》になっている。

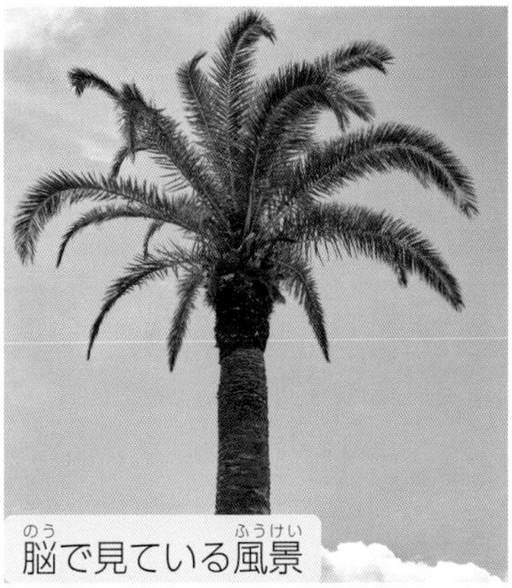

脳《のう》で見ている風景《ふうけい》

脳《のう》が修正《しゅうせい》するので、正しい像《ぞう》を見ることができる。

COLUMN

目が見える範囲《はんい》

肉食動物は顔の正面に両目があります。両目を使うと、見ているものまでの距離《きょり》を正確《せいかく》にはかることができるので、えものをつかまえやすくなります。反対に、草食動物（→３巻）の目は顔の横にあります。片方《かたほう》ずつの目で広い範囲《はんい》を見わたせるので、敵《てき》を見つけやすくなります。

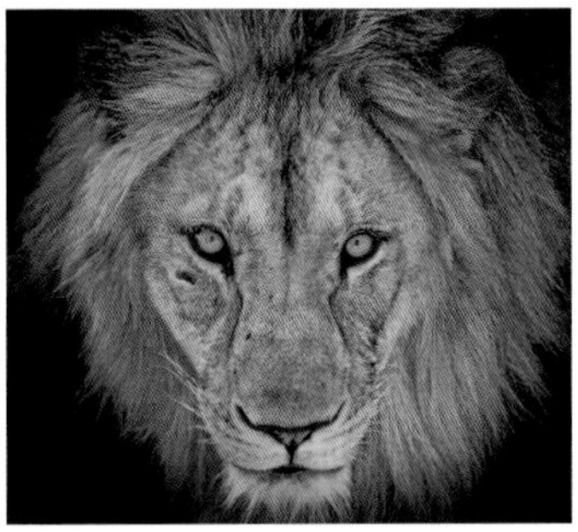

▲ライオン（肉食動物）

目が顔の正面についている。両目で見える範囲《はんい》が広い。

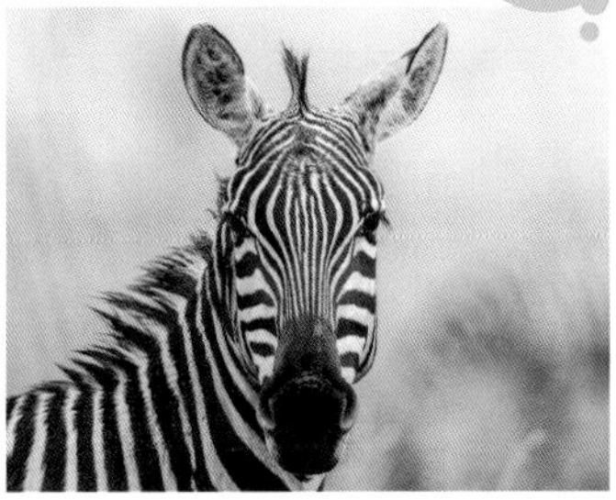

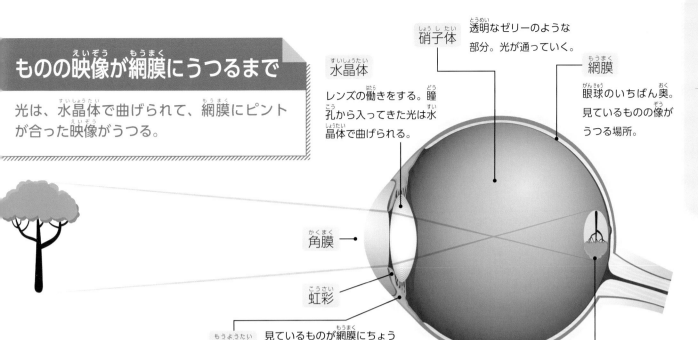

▲シマウマ（草食動物）

目が顔の横についている。片方の目で見える範囲《はんい》が広く、自分の後ろのほうも見える。

Q

目に入った光の情報《じょうほう》は どうやって脳《のう》に伝《つた》わるの？

A

網膜《もうまく》の視細胞《しさいぼう》が、明るさと色の情報《じょうほう》をキャッチして、脳《のう》に伝《つた》えるよ。

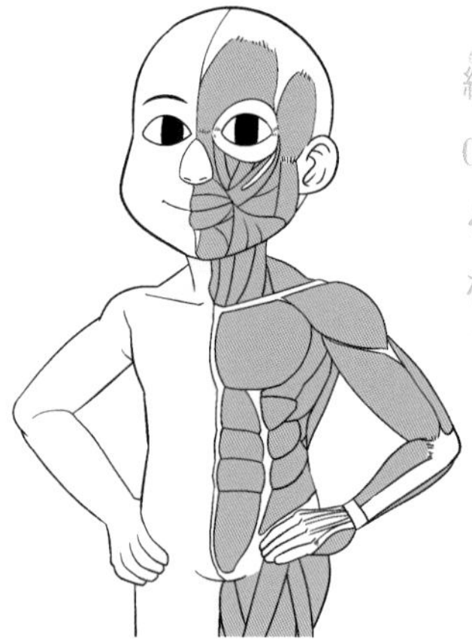
網膜《もうまく》は厚《あつ》さ
0.2 ～ 0.3mm ほどだよ。
そこに 1 億《おく》個《こ》以《い》上《じょう》の視細胞《しさいぼう》
ならんでいるんだ

目に入ってきた光は、眼球《がんきゅう》のいちばん奥《おく》にある網膜《もうまく》に集まります。ここから、光を受け取って、情報《じょうほう》を伝《つた》えるのは専門《せんもん》の細胞《さいぼう》が行います。細胞《さいぼう》とはからだを構成《こうせい》するいちばん小さな単位《たんい》です（→６巻《かん》）。
網膜《もうまく》には光を受け取るセンサーである視細《しさい》胞《ぼう》がならんでいます。視細胞《しさいぼう》は入ってきた光の情報《じょうほう》を、電気の信号《しんごう》にかえます。この信《しん》号《ごう》は神経《しんけい》を伝《つた》わって、脳《のう》に届《とど》きます。

視細胞《しさいぼう》には、明るさを感じるかん体細胞《たいさいぼう》と
色を感じるすい体細胞《たいさいぼう》があります。
かん体細胞《たいさいぼう》はおもに暗いところで働《はたら》き光を感知《かんち》し、すい体細胞《たいさいぼう》は明るいところで働《はたら》き色を認識《にんしき》します。明るい屋外から暗い部屋に入ると、はじめは暗くてものが見えないけれど、だんだんに見えてきます。これは働《はたら》く視細胞《しさいぼう》がすい体細胞《たいさいぼう》からかん体細胞《たいさいぼう》に切りかわったからです。

COLUMN

瞳孔《どうこう》は大きさがかわる

瞳《どう》孔《こう》は、まわりに光が多いと小さくなり、暗いところでは大きくなります。大きさをかえることで、目に入ってくる光の量《りょう》を調節《ちょうせつ》して、ものを見やすくしているのです。動物の瞳孔《どうこう》も見てみましょう。ネコの瞳孔《どうこう》は、明るいところでは細いですが、暗いところでは丸くなります。

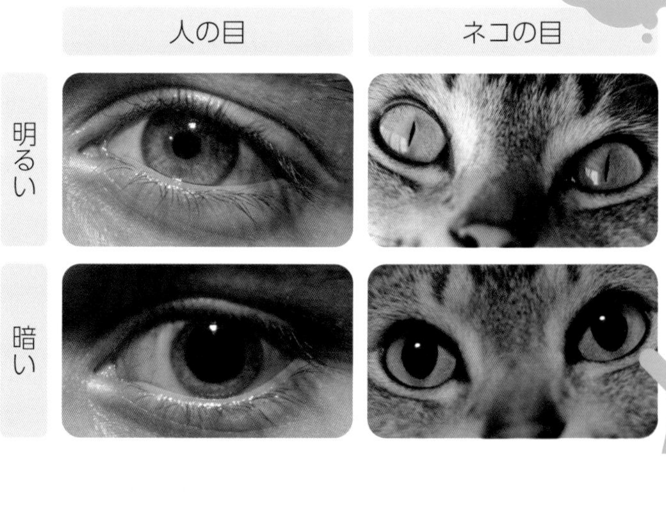
人の目
ネコの目
明るい
暗い

光が脳《のう》に伝《つた》わるようす

目に入った光が網膜《もうまく》の視細胞《しさいぼう》で電気の信号《しんごう》にかえられ、脳《のう》に伝《つた》わる。

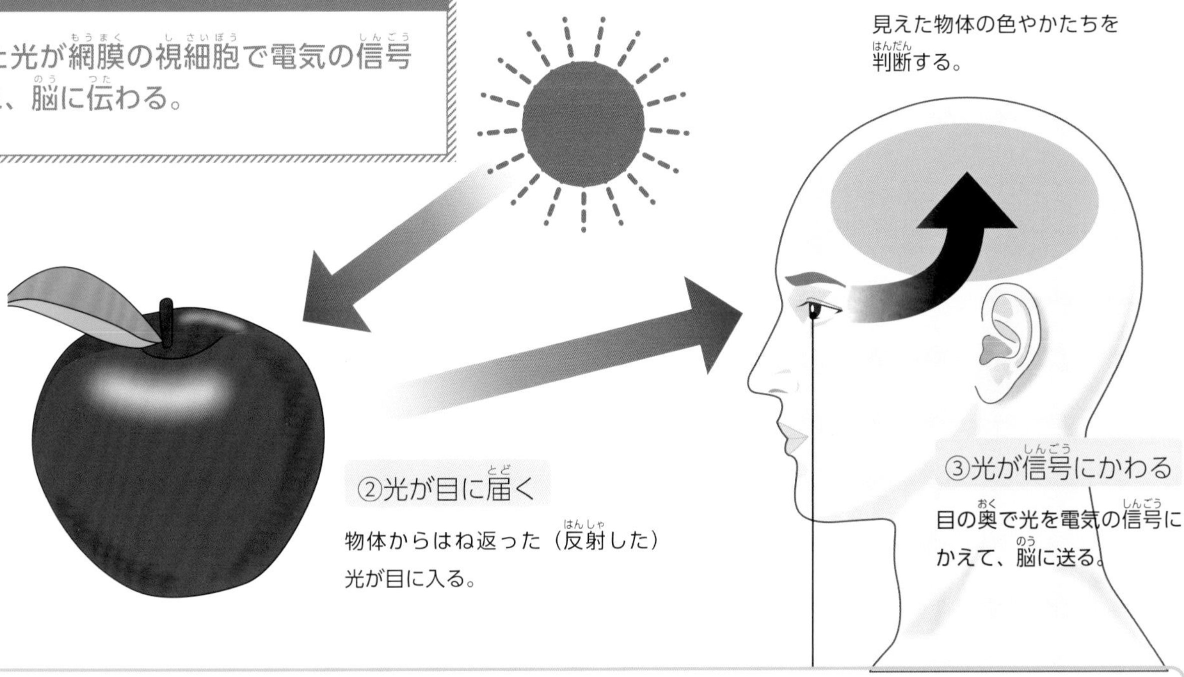
①光
太陽の光などが物体に当たる。
②光が目に届《とど》く
物体からはね返った（反射《はんしゃ》した）光が目に入る。
③光が信号《しんごう》にかわる
目の奥《おく》で光を電気の信号《しんごう》にかえて、脳《のう》に送る。
④脳《のう》に届《とど》く
見えた物体の色やかたちを判断《はんだん》する。

網膜《もうまく》の視細胞《しさいぼう》

網膜《もうまく》には、光と色を感じる視細胞《しさいぼう》と、視細胞《しさいぼう》が受け取った情報《じょうほう》を脳《のう》に伝《つた》える細胞《さいぼう》がびっしりとならんでいる（→６巻《かん》）。

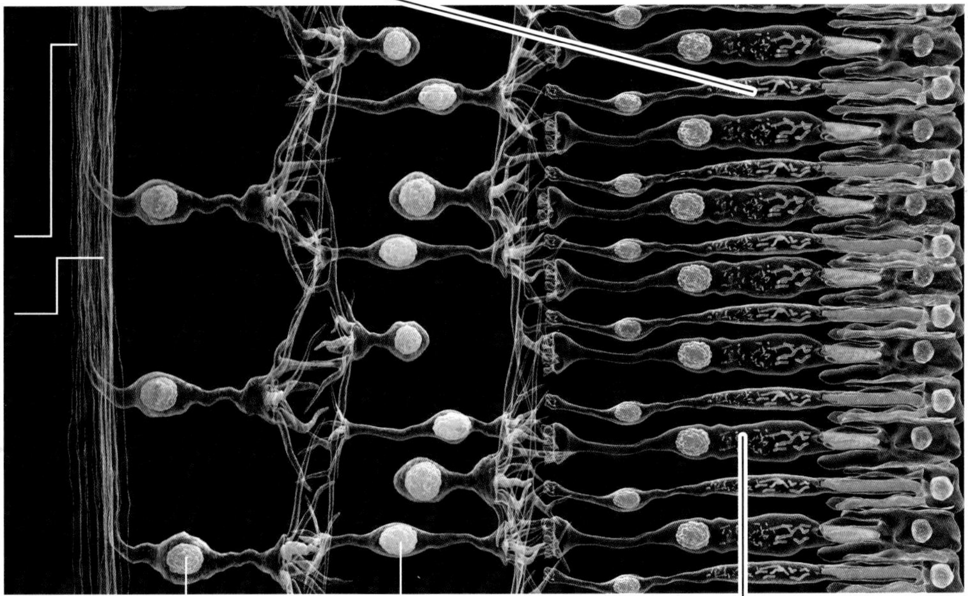
かん体細胞《たいさいぼう》
視細胞《しさいぼう》のひとつ。光を感じる。色の区別《くべつ》はできない。おもに暗いところで働《はたら》く。
網膜《もうまく》の表面。
神経《しんけい》。視細胞《しさいぼう》からの情報《じょうほう》を脳《のう》に伝《つた》える。
光
脳《のう》に伝《つた》わる神経《しんけい》の細胞《さいぼう》。
視細胞《しさいぼう》からの情報《じょうほう》を神経《しんけい》に伝《つた》える細胞《さいぼう》。
すい体細胞《たいさいぼう》
視細胞《しさいぼう》のひとつ。色を感じる。3 種類《しゅるい》あって、それぞれが赤色、青色、緑色に反応《はんのう》する。おもに明るいところで働《はたら》く。

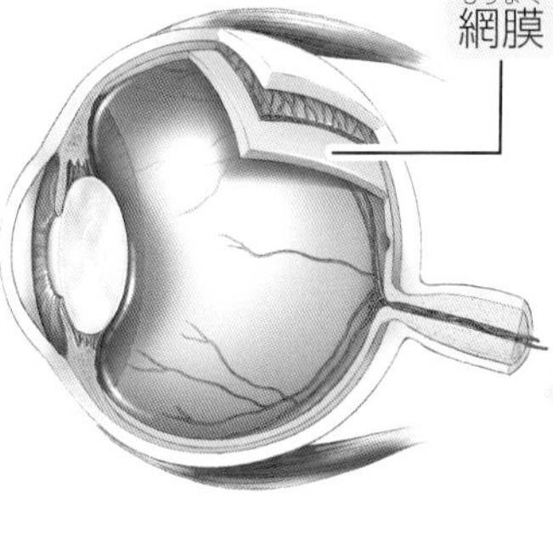
網膜《もうまく》

Q バナナが見えなくなるよ！どうして？

A ものが見えなくなる盲点《もうてん》があるからだよ。

下の絵で試《ため》してみましょう。顔と本を平行にします。左目を手でおおって、右目だけで人体博士《じんたいはかせ》トミーを見ながら、顔を絵に近づけたり遠ざけたりしてみましょう。顔を横に向けることなく、まっすぐ動かします。

おや？　バナナが消えるところがありま
よ！

バナナが消えたのは、目に入った像《ぞう》が、盲点《もうて》に当たったからです。盲点《もうてん》とは、網膜《もうまく》にはあ
る神経《しんけい》の出入り口で、視細胞《しさいぼう》がないので、も
のが見えないのです。

バナナが消えるかどうか、チャレンジ！

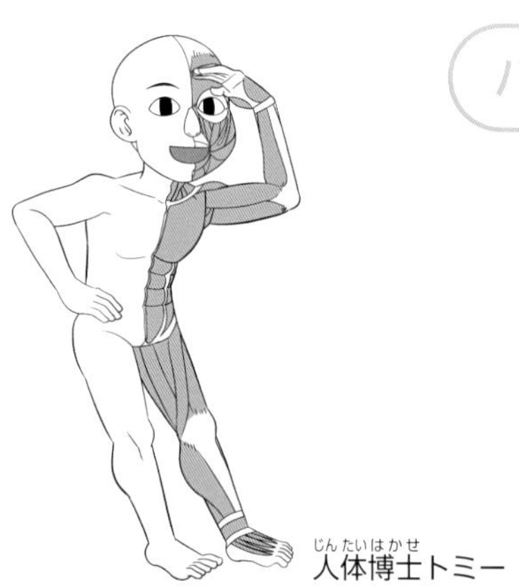

人体博士《じんたいはかせ》トミー

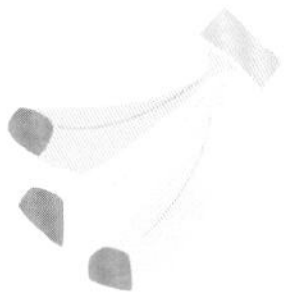

目の構造《こうぞう》

網膜《もうまく》にあいた穴《あな》が盲点《もうてん》だ。

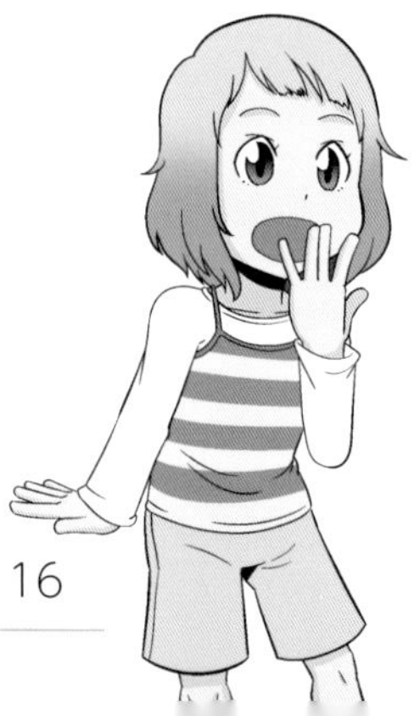
何かを見落としていたとき「そこが盲点《もうてん》だった」って言うね。目の盲点《もうてん》から来た言い方なんだ！

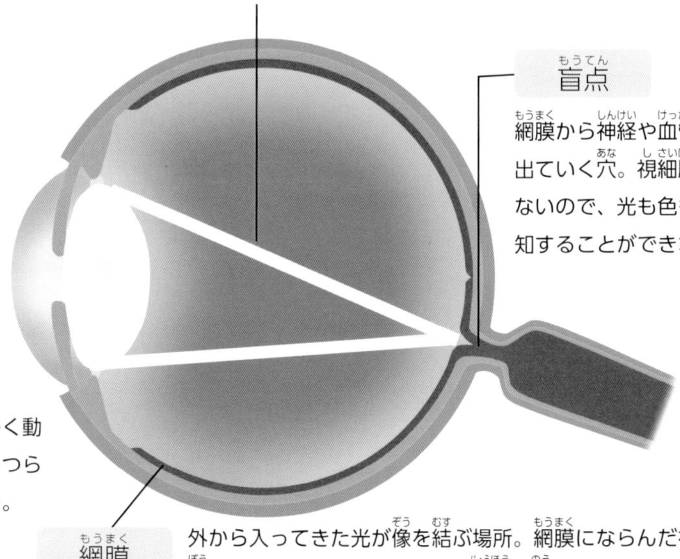
外から入ってきた光。盲点《もうてん》にピントが合ってしまうと、見えるはずのものが見えなくなる。
盲点《もうてん》
網膜《もうまく》から神経《しんけい》や血管《けっかん》
出ていく穴《あな》。視細胞《しさいぼう》
ないので、光も色も
知することができな
ふだんは眼球《がんきゅう》が細かく動いて、盲点《もうてん》に像《ぞう》がうつらないようにしている。
網膜《もうまく》
外から入ってきた光が像《ぞう》を結《むす》ぶ場所。網膜《もうまく》にならんだ視
胞《ぼう》が、明るさや色を感知して、情報《じょうほう》を脳《のう》に送る（→ p15

Q 長さや大きさがちがって見えるよ。どうして？

A 脳《う》がまちがえているんだよ。

たとえば、①に描《か》かれているA《エー》とB《ビー》の線は実際《じっさい》には同じ長さです。脳《のう》がまわりの黒い部分の情報《じょうほう》にまどわされて「A《エー》とB《ビー》は長さがちがう」とまちがえたと考えられています。脳《のう》がまちがってしまうしくみは複雑《ふくざつ》で、理由がわかっていないことも多いのです。

①A《エー》とB《ビー》、どっちが長い？

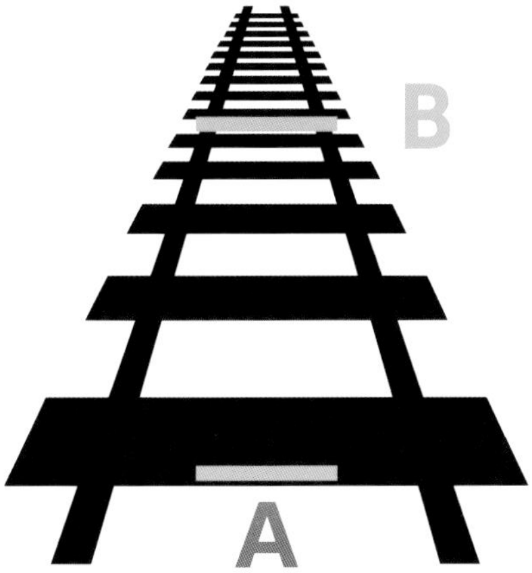

定規《じょうぎ》ではかってみよう。A《エー》とB《ビー》は同じ長さだ。

②横の線はななめかな？　平行かな？

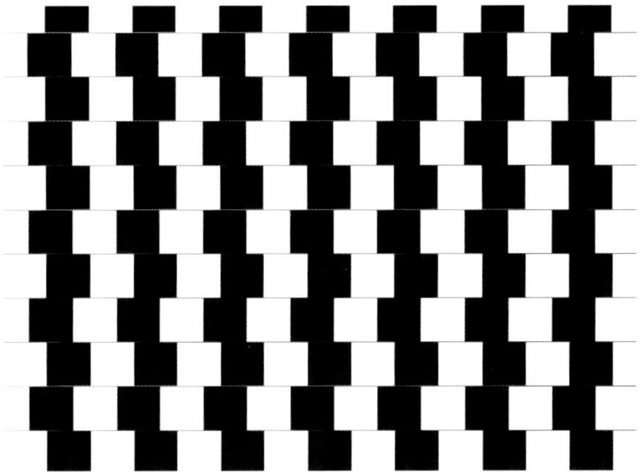

定規《じょうぎ》を使って確《たし》かめよう。横の線はすべて平行だ。

③どちらのバームクーヘンが大きい？

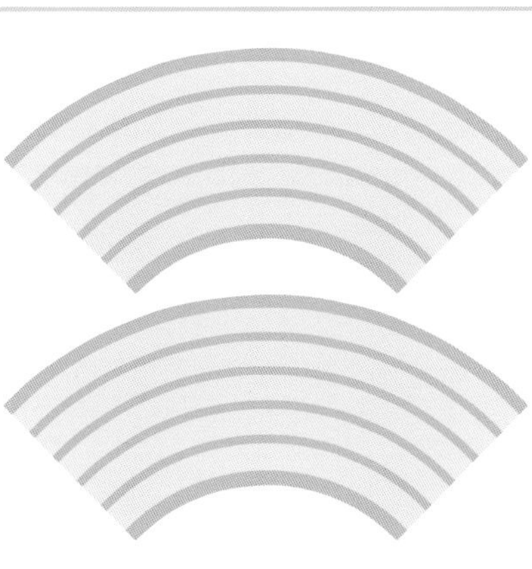

定規《じょうぎ》ではかってみよう。上も下も同じ大きさだ。

④赤い丸はどっちが大きい？

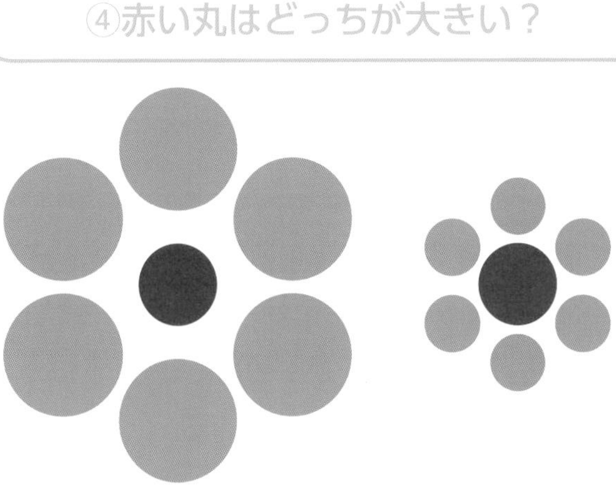

定規《じょうぎ》で直径《ちょっけい》をはかってみよう。どちらも同じ大きさだ。

耳の穴《あな》の奥《おく》は何があるの？どこで音が聞こえるの？

耳の奥《おく》には音を聞くための小さな器官《きかん》があるよ。

目に見えませんが、音は空気のふるえです。音を聞くというのは、空気がどのようにふるえているかの情報《じょうほう》を受け取ることです。耳の穴《あな》から入ってきた音（空気のふるえ）は、外耳道《がいじどう》→鼓膜《こまく》→耳小骨《じしょうこつ》→蝸牛《かぎゅう》→蝸牛《かぎゅう》の中の毛の生えた細胞《さいぼう》（→６巻）へと伝《つた》わっていきます。この細胞《さいぼう》は音のふるえを電気の信《しん》号《ごう》にかえます。信号《しんごう》が神経《しんけい》から脳《のう》に届《とど》くと、どんな音が聞こえたかがわかるのです。なお、耳の中は鼓膜《こまく》の外側《そとがわ》を外耳《がいじ》、内側《うちがわ》を中《ちゅう》耳《じ》、半規管《はんきかん》と蝸牛《かぎゅう》のあるところを内耳《ないじ》とよびます。

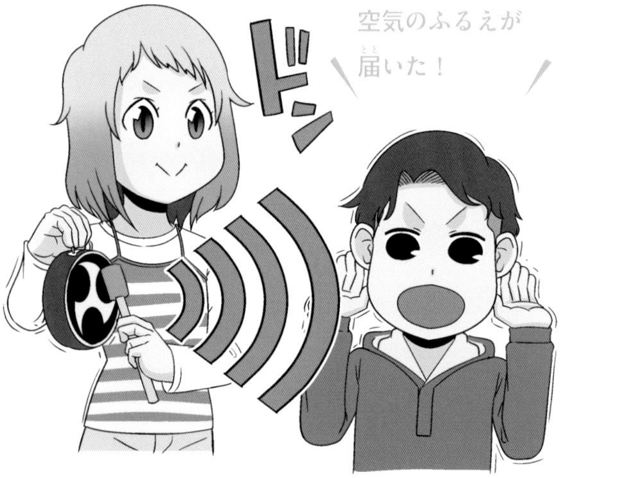
ドン
空気のふるえが届《とど》いた！

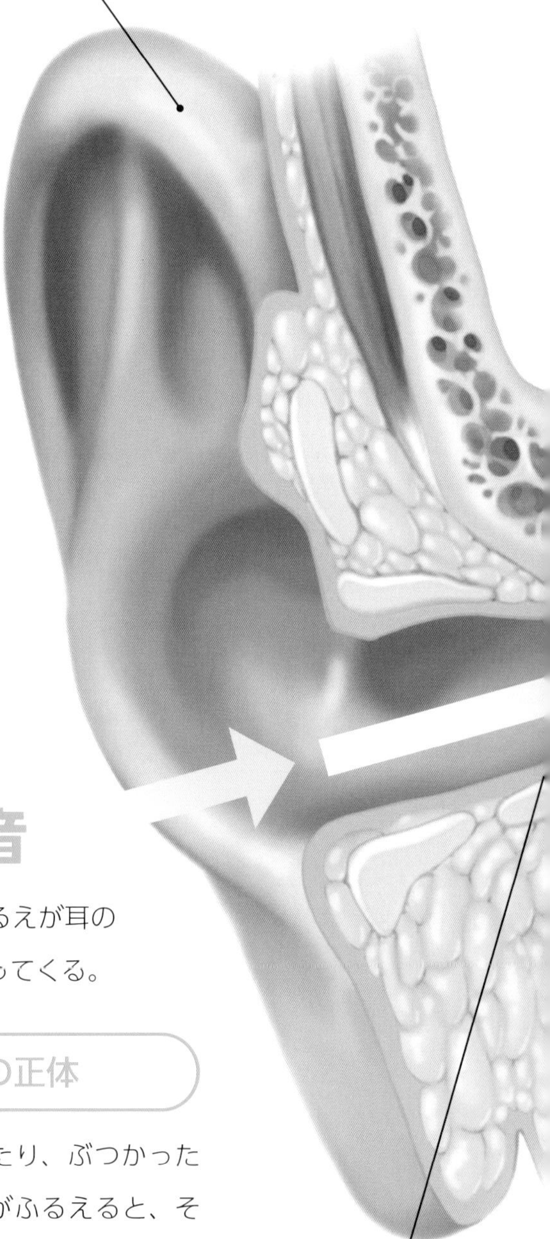
耳たぶ（耳介《じかい》）
音を集めるために広がっている。
音
空気のふるえが耳の穴《あな》から入ってくる。
外耳道《がいじどう》
空気のふるえが通る道。

音の正体

ものがこすれたり、ぶつかったりして、空気がふるえると、それが「音」になる。たいこをたたくと、表面がふるえるのがわかる。このふるえが空気に伝《つた》わって、耳に届《とど》くと、「たいこの音が聞こえた」となるのだ。

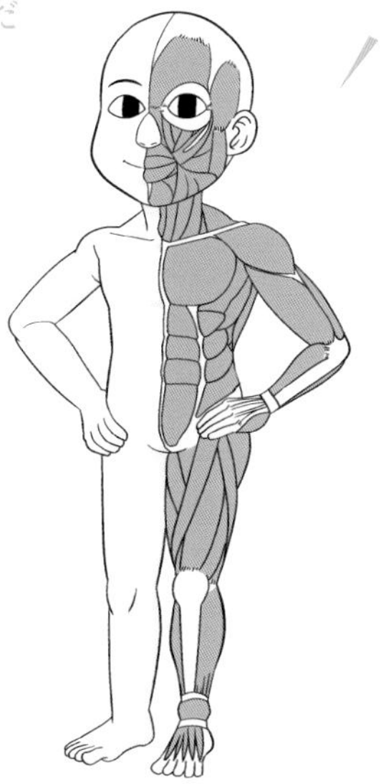
蝸牛《かぎゅう》はカタツムリという意味だよ。かたちがにているんだ

音が聞こえるしくみ

外から入ってきた音（空気のふるえ）が、鼓膜《こまく》や耳小骨《じしょうこつ》などを伝《つた》わって、最後《さいご》は神経《しんけい》から脳《のう》に届《とど》く。

鼓膜《こまく》

直径《ちょっけい》 1cm ほどのうすい膜《まく》。空気のふるえがぶつかると、たいこの皮のようにふるえる。鼓膜《こまく》の裏《うら》には耳小骨《じしょうこつ》のつち骨《こつ》がくっついている。

半規管《はんきかん》（→ p20）

内耳《ないじ》にある、からだのバランスをとる器官《きかん》。音を聞く器官《きかん》ではない。

蝸牛《かぎゅう》

らせん状《じょう》をしている。内部には空気のふるえを受け止める毛が生えた細胞《さいぼう》がある (→ 6 巻《かん》)。

音の情報《じょうほう》は、電気信号となって、神経《しんけい》を伝《つた》わって、脳《のう》へと届《とど》く。

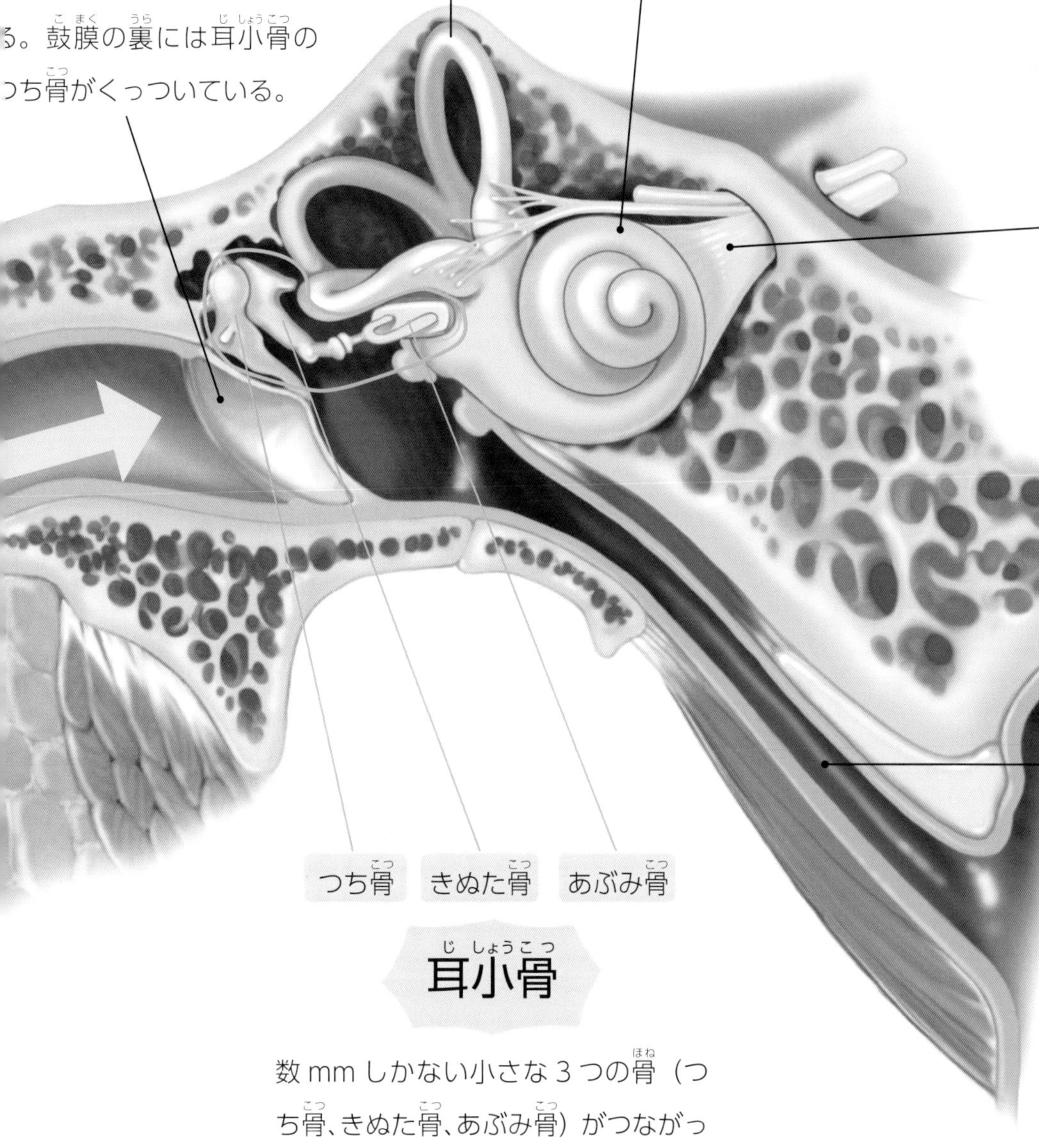
つち骨《こつ》
きぬた骨《こつ》
あぶみ骨《こつ》

蝸牛《かぎゅう》の中の毛の生えた細胞《さいぼう》から出ている神経《しんけい》。

耳管《じかん》

のどへつながる管《かん》。耳の中の気圧《きあつ》を調整する。

耳小骨《じしょうこつ》

数 mm しかない小さな 3 つの骨《ほね》（つち骨《こつ》、きぬた骨《こつ》、あぶみ骨《こつ》）がつながっている。耳小骨《じしょうこつ》を伝《つた》わると、空気のふるえが大きくなるので、小さな音でも聞き取ることができる。

内耳《ないじ》の半規管《はんきかん》と前庭《ぜんてい》って何をする器官《きかん》なの？

回転とかたむきの向きを感じ取って、からだのバランスを保《たも》つ器官《きかん》だよ。

耳（内耳《ないじ》）にある半規管《はんきかん》と前庭《ぜんてい》という器官《きかん》は音を聞く器官《きかん》ではありません。からだの向き、かたむき、動きの方向などを感じて（平衡感覚《へいこうかんかく》、平衡覚《へいこうかく》）、姿勢《しせい》を保《たも》ち、まっすぐ進む、からだをかたむける、回転させるなどの動きを正しく行うために働《はたら》く器官《きかん》です。

半規管《はんきかん》はからだの回転を感じ取る器官《きかん》で、前半規管《ぜんはんきかん》、後半規管《こうはんきかん》、外側半規管《がいそくはんきかん》という3つのループ状《じょう》の器官《きかん》で構成《こうせい》されています。それぞれの内部にあるクプラという器官《きかん》の動きを細胞《さいぼう》が感じ取ることで、どの向きに回転しているかが判断《はんだん》されます。前庭《ぜんてい》は内部にある平衡斑《へいこうはん》という器官《きかん》でからだのかたむきを感じ取ります。

からだの回転とかたむきの情報《じょうほう》は、神経《しんけい》を伝《つた》わって脳《のう》に届《とど》きます。その信号《しんごう》のおかげで、脳《のう》がからだの姿勢《しせい》や動きをコントロールできるのです。

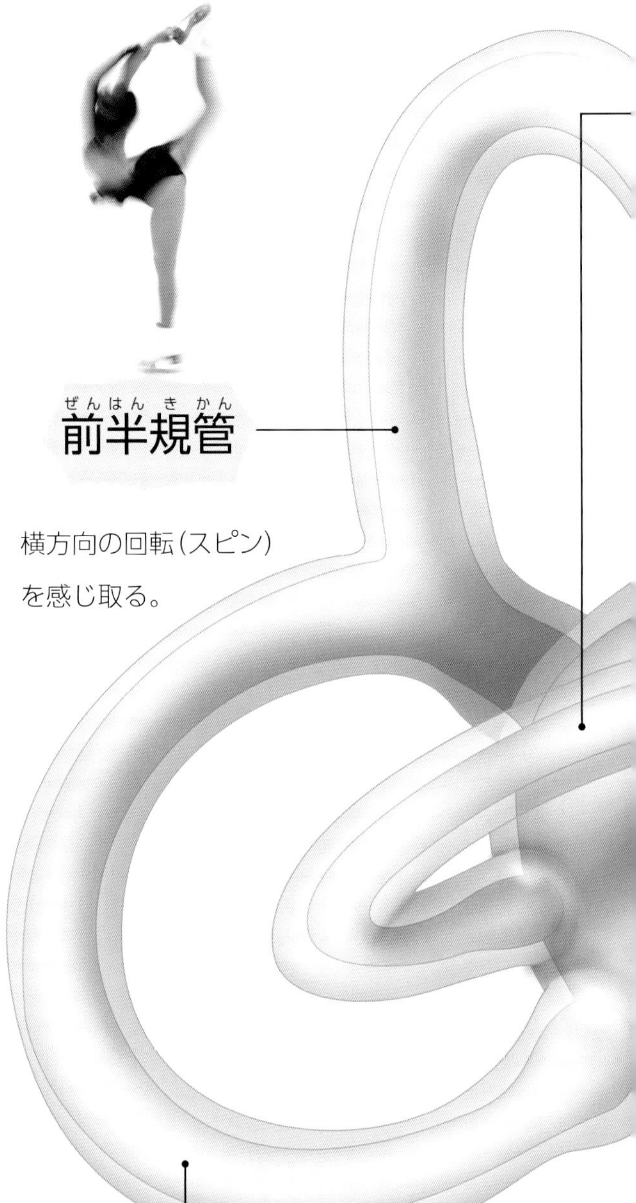

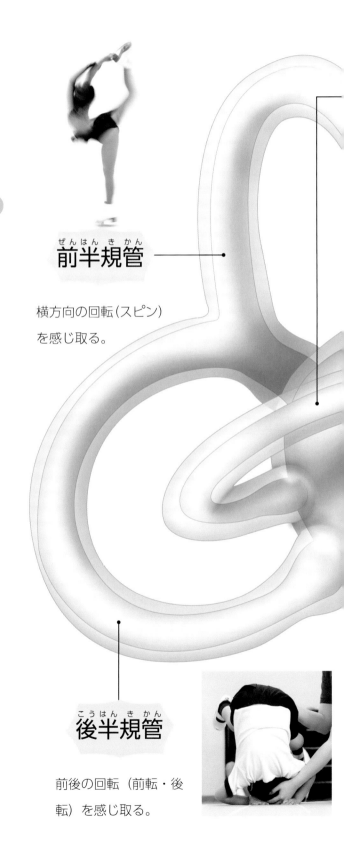

半規管《はんきかん》と前庭《ぜんてい》

内耳《ないじ》にあるが、音を聞く器官《きかん》ではなく、平衡《へいこう》（感《かん》）覚《かく》を感《かん》じてからだの姿勢《しせい》を保《たも》つために働《はたら》く。

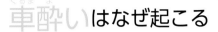

COLUMN

車酔《くるまよ》いはなぜ起こる

自動車や船などの乗り物は、スピードをかえたり、左右に曲がったりと細かく動きます。半規管《はんきかん》と前庭《ぜんてい》は、乗り物の動きにあわせてからだのバランスを取るため脳《のう》に情報《じょうほう》を送ります。一方、目で見ている風景《ふうけい》は前に進んでいるのに、からだは進んでいないという情報《じょうほう》もあります。脳《のう》は混乱《こんらん》してしまい、内臓《ないぞう》のコントロールがうまくいかなくなって、気持ちが悪くなるのです。

外側半規管《がいそくはんきかん》

縦方向《たてほうこう》の回転（側転《そくてん》）を感じ取る。

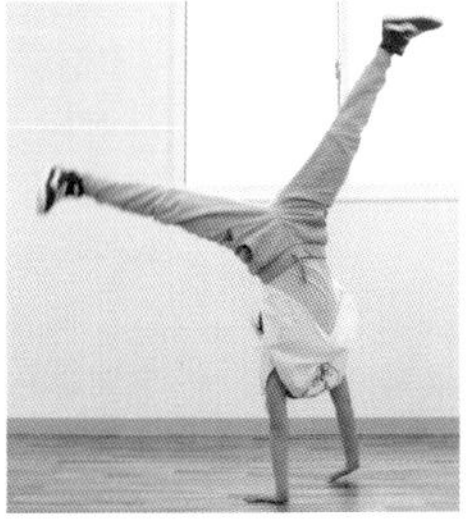

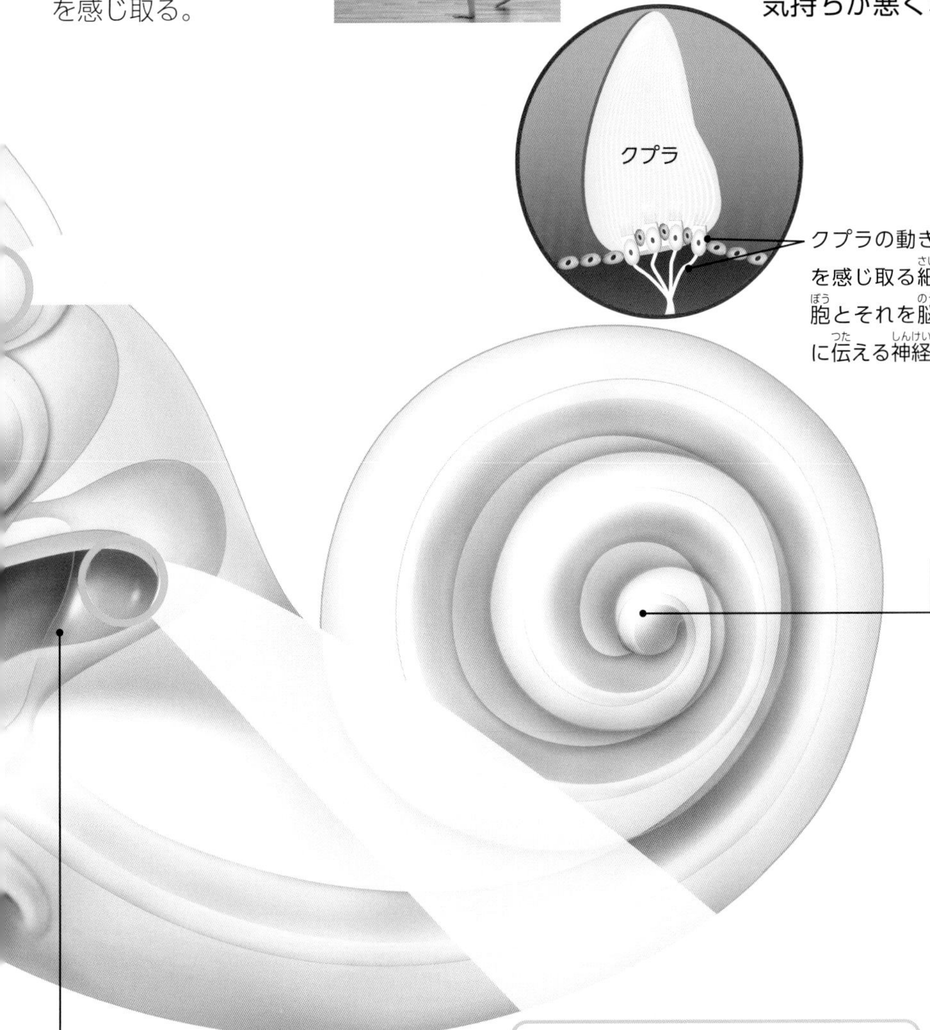
クプラ
クプラの動きを感じ取る細《さい》胞《ぼう》とそれを脳《のう》に伝《つた》える神経《しんけい》

クプラ

からだが回転すると、リンパ液《えき》が動き、液《えき》におされて半規管《はんきかん》にあるクプラが動く。クプラの動きを根元にある細胞《さいぼう》が感じ取り、神経《しんけい》に伝《つた》える。

蝸牛《かぎゅう》（→ p19）

（→ p19）

内耳《ないじ》にある、音を聞く器官《きかん》。

平衡斑《へいこうはん》

からだがかたむくと、リンパ液《えき》の流れにおされて、耳石《じせき》の位置《いち》がずれる。それを根元にある細胞《さいぼう》が感じ取り、神経《しんけい》を伝《つた》わって脳《のう》に届《とど》く。

前庭《ぜんてい》

半規管《はんきかん》の手前にある。ふくらんだ内部にはリンパ液《えき》が入っている。平衡斑《へいこうはん》という器官《きかん》がある。

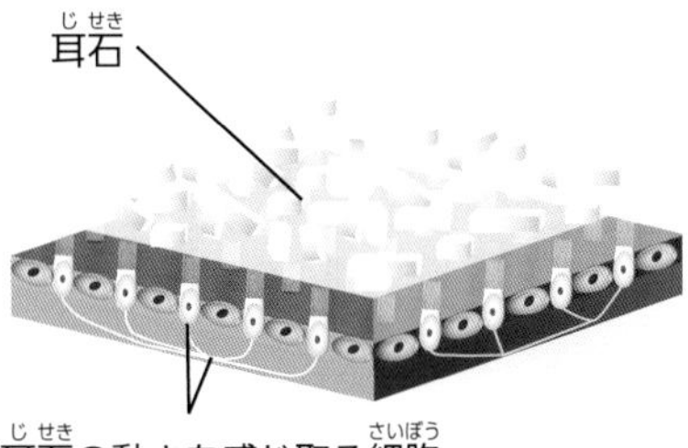
耳石《じせき》
耳石《じせき》の動きを感じ取る細胞《さいぼう》とそれを脳《のう》に伝《つた》える神経《しんけい》

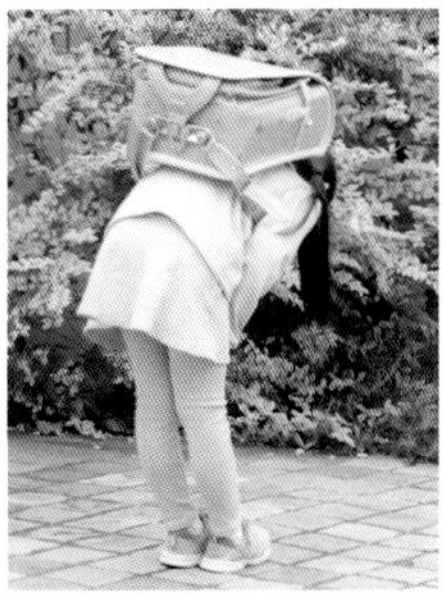

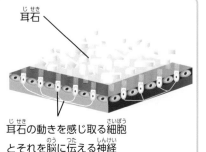

頭がどちらにかたむいているかを感じ取る。

Q 年をとると耳が遠くなるのはどうして？

A 内耳《ないじ》の働《はたら》きが弱くなってくるからだよ。

音の聞こえ具合は年齢《ねんれい》によってちがいます。人は年をとると小さい音や高い音が聞こえにくくなるのです。これは内耳《ないじ》の働《はたら》きが弱くなっていくからです。

人が聞こえる音の高さの範囲《はんい》は 20 ～ 2 万ヘルツです（ヘルツは音の単位《たんい》で数が大きいほど高い音）。60 歳《さい》を過《す》ぎると 8000 ヘルツ以上《いじょう》の音が、70 歳《さい》を過《す》ぎると 4000 ヘルツ以上《いじょう》の音が、聞き取りにくくなります。このため、子どもには聞こえている鳥の声や家電のアラーム音などが、お年《とし》寄《よ》りに聞こえていないことがあるのです。

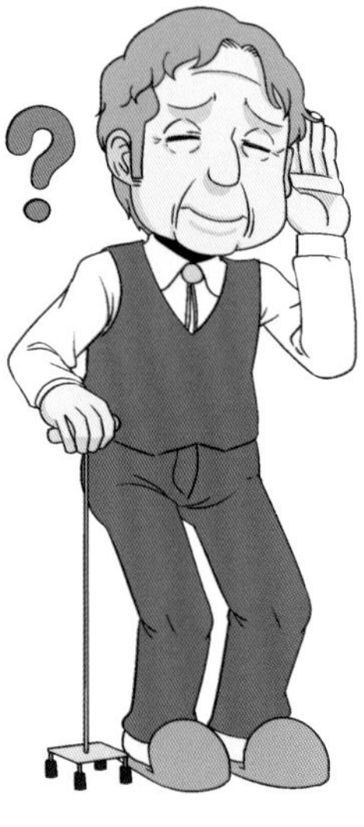
高い音は
聞こえづらいなあ。
低《ひく》い音だと
聞こえるんだが

いろいろな音の高さ

ふだん聞こえる音の高さをくらべてみよう

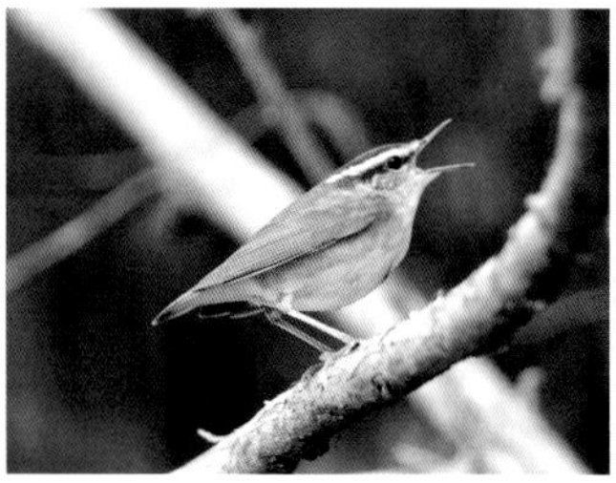

鳥のさえずり 1万～ 8000 ヘル

高い声で鳴く鳥もいる。ヤブ
メという小鳥は「シッシッシ
……」と細い声でさえずる。
き声の高さは 1 万～ 8000 ヘ
ツで、日本の鳥ではいちばん高

家電製品《かでんせいひん》のアラーム音 4000 ～ 2000 ヘルツ

家電製品《かでんせいひん》のアラーム音や体温計の「ピピッ」という音は 4000 ～ 2000 ヘルツが多い。お年寄《としよ》りに聞きづらい場合があるので、音が低《ひく》い製品《せいひん》も増《ふ》えている。

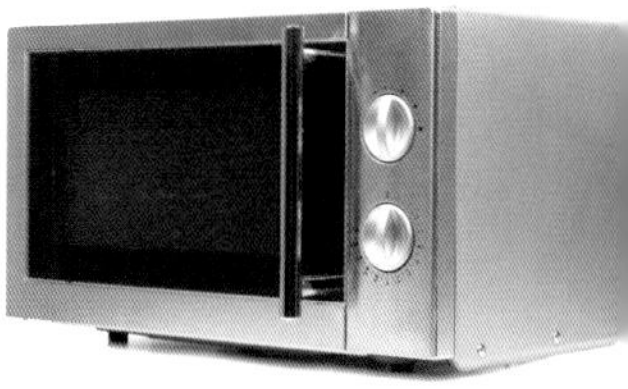

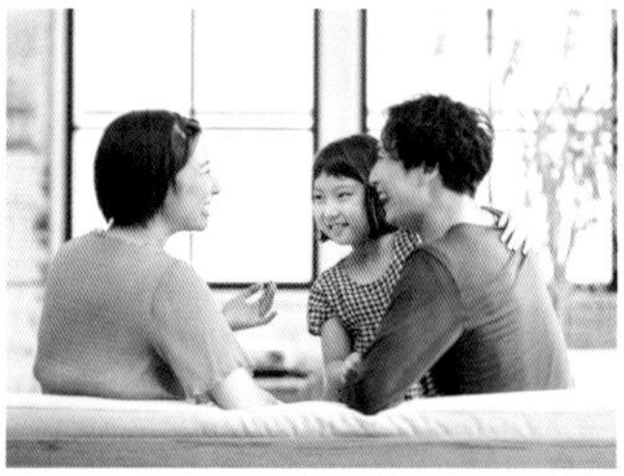

日常《にちじょう》の会話 2000 ヘルツ

日常《にちじょう》の会話は 2000 ヘルツほど

ピアノのド 1000 ヘルツ

ピアノの鍵盤《けんばん》の真ん中にあるドはおよそ 1000 ヘルツ。

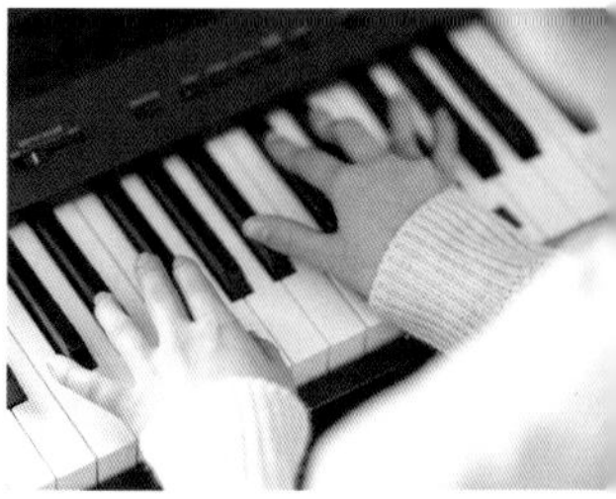

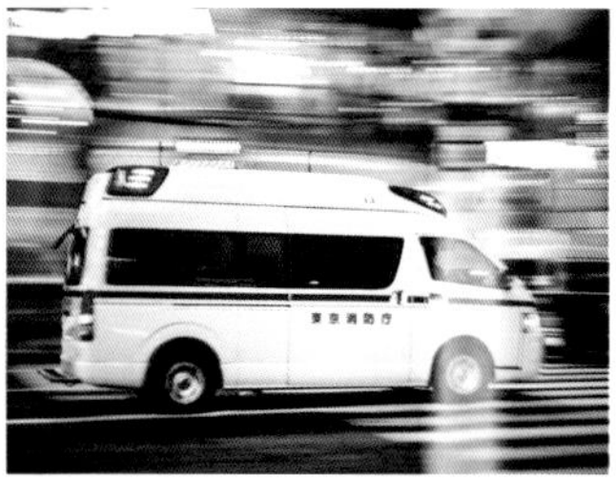

救急車《きゅうきゅうしゃ》のサイレン 960・770 ヘル

救急車《きゅうきゅうしゃ》のサイレンの音は「ピ
ポー」と聞こえるが、「ピー」
960 ヘルツ 、「ポー」は 770
ルツと定められている。だれも
聞き取りやすい低《ひく》めの高さだ。

動物は人よりも耳がいいって本当？

人に聞こえない音が聞こえる動物もいるよ。

人には聞こえない、２万ヘルツより高い音を超音波《ちょうおんぱ》とよびます。動物のなかには超音《ちょうおん》波《ぱ》を聞き取っているものもいます。たとえばイヌは５万ヘルツ、ネコは10万ヘルツの音も聞こえるといわれます。また、小型《こがた》のコウモリは1000～12万ヘルツの音を出しながらとびます。反対に低《ひく》い音を出すのがゾウで、10ヘルツほどのとても低《ひく》い声を出します。

人には聞こえない音を聞く動物

コウモリやイルカは超音波《ちょうおんぱ》を、ゾウは低《ひく》い音を出している。

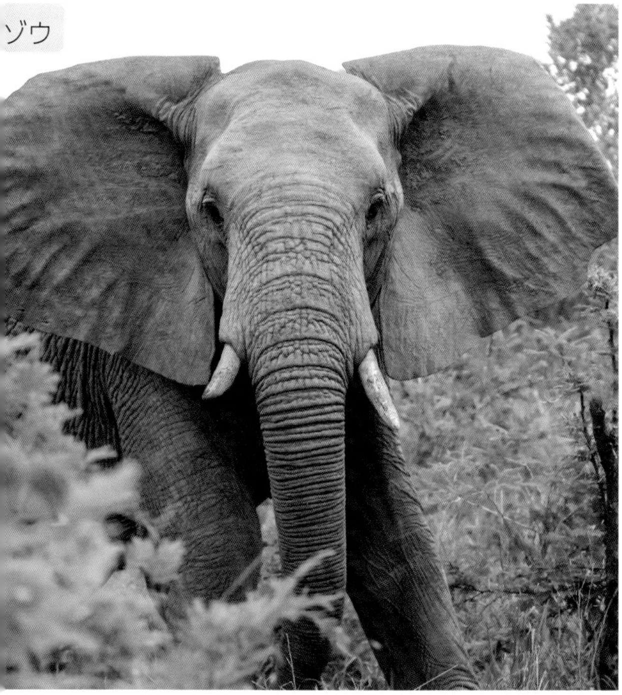

ゾウは10～4000ヘルツほどの声を出す。人には聞こえない低《ひく》い音で、仲間《なかま》どうしのコミュニケーションをとっているといわれている。

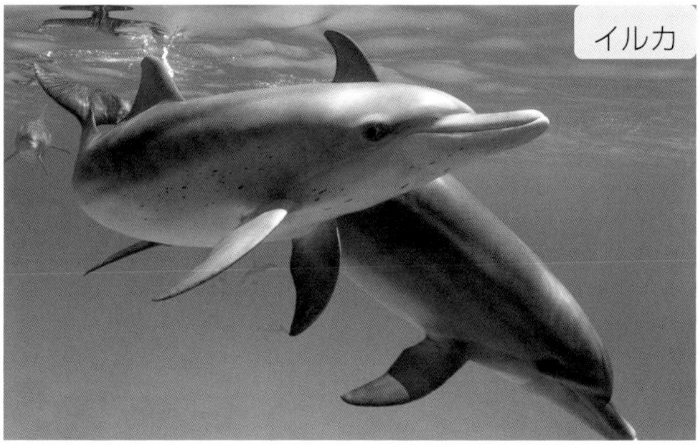

イルカの声の高さは100～15万ヘルツと広く、人には聞こえない超音波《ちょうおんぱ》も出している。コウモリと同じく、はね返ってきた超音波《ちょうおんぱ》を聞いて暗い海中でも泳ぐことができる。

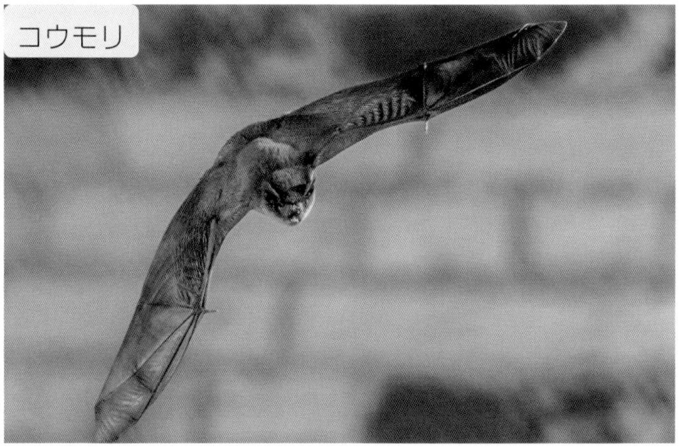

小型《こがた》のコウモリは超音波《ちょうおんぱ》を出しながらとんでいる。まわりのものからはね返ってきた超音波《ちょうおんぱ》を聞けば、どこに何があるかがわかるので、暗くても障害物《しょうがいぶつ》にぶつからずにとび、虫をつかまえることができる。

鼻はどうして においがわかるの？

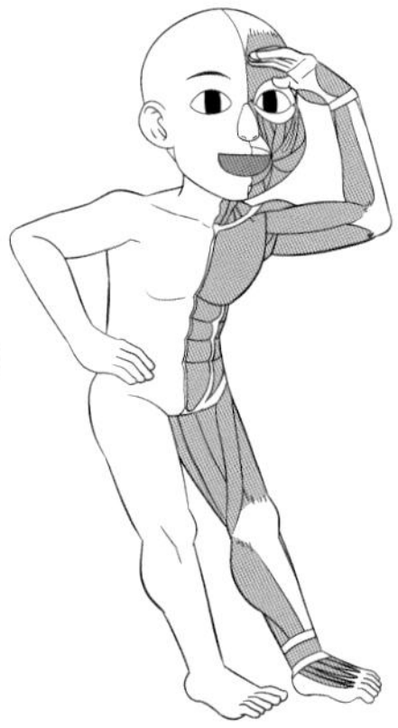

嗅上皮《きゅうじょうひ》は切手1枚
分《ぶん》ほどの面積《めんせき》だよ
嗅細胞《きゅうさいぼう》は2000万～
1億個《おくこ》もあるよ

A

鼻の奥《おく》に、においの物質《ぶっしつ》をキャッチするところがあるんだ。

鼻はにおいをかぐ感覚器官《かんかくきかん》です。においのもととなるのは空気中にある小さな物質《ぶっしつ》です。鼻から空気を吸《す》い込《こ》むと、いっしょににおいのもとになる物質《ぶっしつ》も入ってきます。鼻の奥《おく》の天井《てんじょう》には、嗅上皮《きゅうじょうひ》という部分があり、嗅細胞《きゅうさいぼう》というにおいを感じ取る細胞《さいぼう》がならんでいます。においの物質《ぶっしつ》が嗅細胞《きゅうさいぼう》にくっつくと、その情報《じょうほう》が電気の信号《しんごう》にかえられます。信号《しんごう》は神経《しんけい》を伝《つた》わって、脳《のう》に届《とど》き、何のにおいかが判断《はんだん》されます。
鼻は呼吸器官《こきゅうきかん》でもあり、空気の出入り口ともなっています。

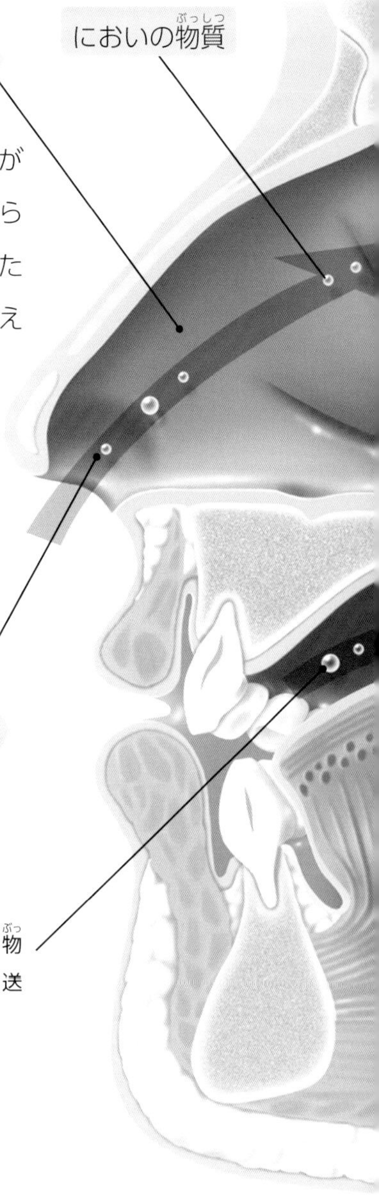

鼻腔《びくう》
空気の通り道。粘膜《ねんまく》が分泌《ぶんぴつ》されて、鼻孔《びこう》から入ってきた空気をあたためて、湿《しめ》り気を与《あた》える。
においの物質《ぶっしつ》
鼻孔《びこう》
口から入ったにおいの物質《ぶっしつ》。のどから鼻の中に送られて、嗅球《きゅうきゅう》に届《とど》く。

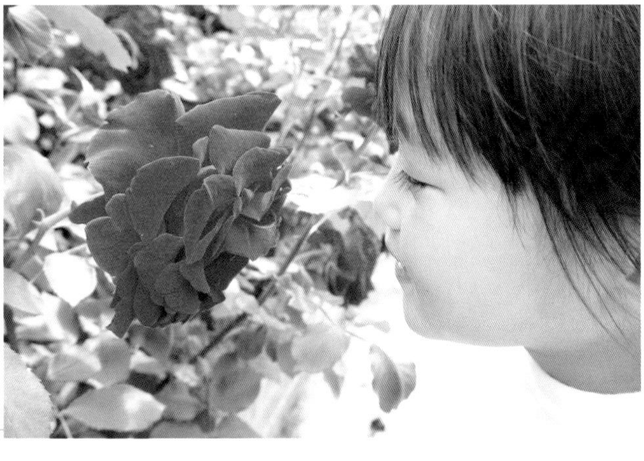

におい物質《ぶっしつ》

においのもとは、空気中をただよう、とても小さな物質《ぶっしつ》だ。においがしたと感じたときには、においの物質《ぶっしつ》が鼻腔《びくう》からからだの中に入っているのだ。

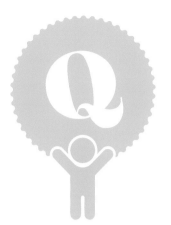

鼻の中のしくみ

鼻腔《びくう》の天井《てんじょう》に、においの物質《ぶっしつ》を感じ取る器《き》官《かん》がある。

嗅球《きゅうきゅう》

嗅細胞《きゅうさいぼう》からのびた神経《しんけい》が大脳《だいのう》に向かう神経《しんけい》につながるところ。

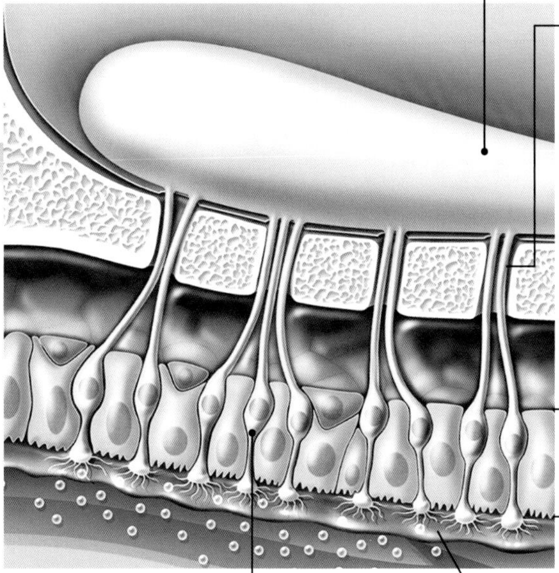

神経《しんけい》

嗅細胞《きゅうさいぼう》が感じ取ったにおいの物《ぶっ》質《しつ》の情報《じょうほう》を伝《つた》える。鼻腔《びくう》の天井《てんじょう》にあいている穴《あな》から外に出て、嗅球《きゅうきゅう》に入る。

嗅上皮《きゅうじょうひ》

鼻腔《びくう》のいちばん上にある部分。嗅細《きゅうさい》胞《ぼう》や粘膜《ねんまく》を出す細《さい》胞《ぼう》が集まっている。

嗅細胞《きゅうさいぼう》

嗅小毛《きゅうしゅうもう》とよばれる細い毛をもつ細胞《さいぼう》。粘液《ねんえき》に溶《と》けたにおいの物質《ぶっしつ》が、細い毛にくっつき、物質《ぶっしつ》の情《じょう》報《ほう》が嗅細胞《きゅうさいぼう》に伝《つた》わる。

粘液《ねんえき》

嗅上皮《きゅうじょうひ》をおおう。においの物質《ぶっしつ》は粘液《ねんえき》に溶《と》ける。

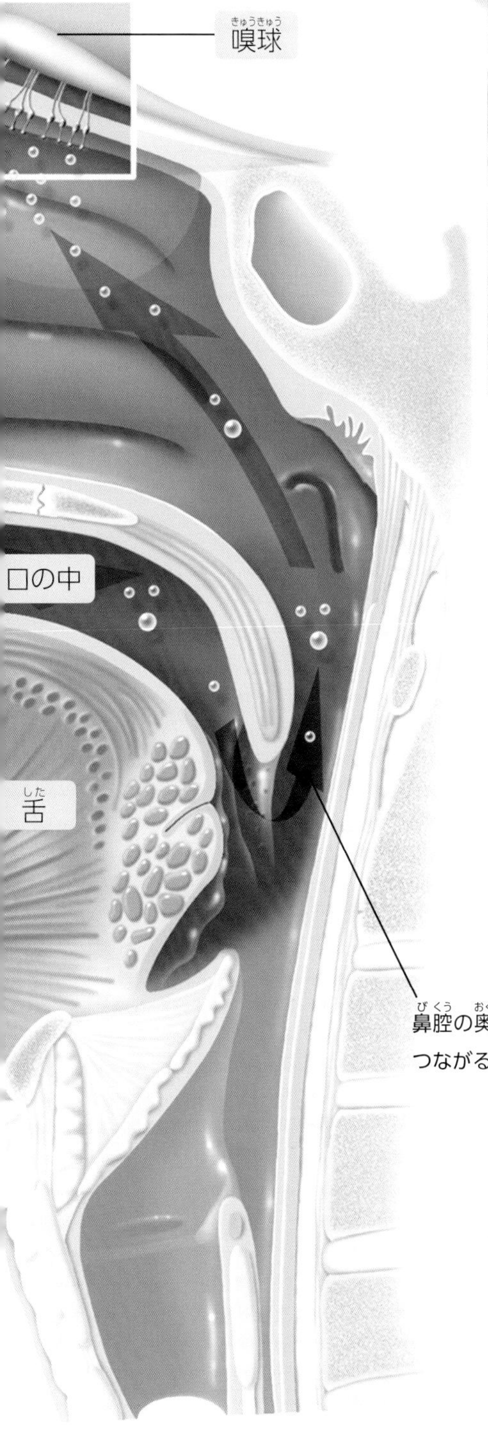
嗅球《きゅうきゅう》
口の中
舌《した》
鼻腔《びくう》の奥《おく》はのどにつながる。

COLUMN

鼻は大切な呼吸器官《こきゅうきかん》

鼻の重要《じゅうよう》な役目は呼吸《こきゅう》です（→４巻《かん》）。鼻から吸《す》った空気は、のどを通り、気道に入って肺《はい》へ向かうのです。呼吸《こきゅう》をするから、においがわかるといえるでしょう。

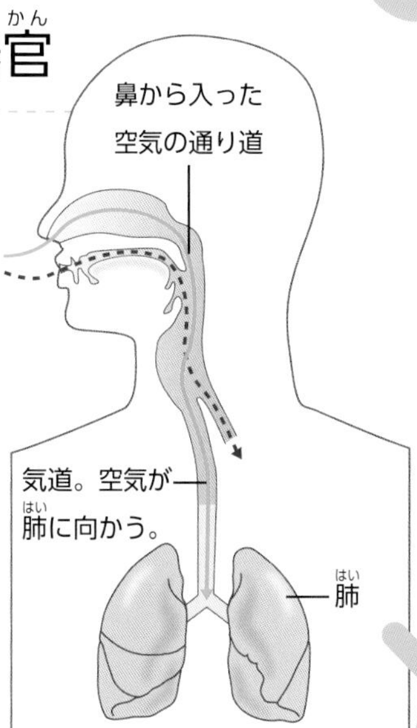
鼻から入った空気の通り道
気道。空気が肺《はい》に向かう。
肺《はい》

ものを食べると、どうして味がわかるの？

舌《した》の表面に味を感じる器官《きかん》があるからだよ。

食べた物の味を感じ取るのは、舌《した》にある「味らい」という器官《きかん》の働《はたら》きです。舌の表側には、小さなつぶつぶしたものが散《ち》らばっています。これを舌乳頭《ぜつにゅうとう》といいます。舌乳頭《ぜつにゅうとう》のうち、有郭乳頭《ゆうかくにゅうとう》、葉状乳頭《ようじょうにゅうとう》、茸状乳頭《たけじょうにゅうとう》には、味らいがあり、味らいの中に味の情報《じょうほう》を受け取る味細胞《みさいぼう》が入っています。

味らいは、甘味《あまみ》、塩味《えんみ》、苦味、酸味《さんみ》、うま味の情報《じょうほう》を受け取るだけで、「おいしい」「まずい」は味らいが感じ取っているのではありません。おいしさやまずさは、味のほかに、食べ物のにおいや口当たり、見た目など、いろいろな条件《じょうけん》で決まるのです。

渋味《しぶみ》や辛味《からみ》は、味らいで感じ取った味に、痛《いた》みなどの刺激《しげき》が加《くわ》わっているよ

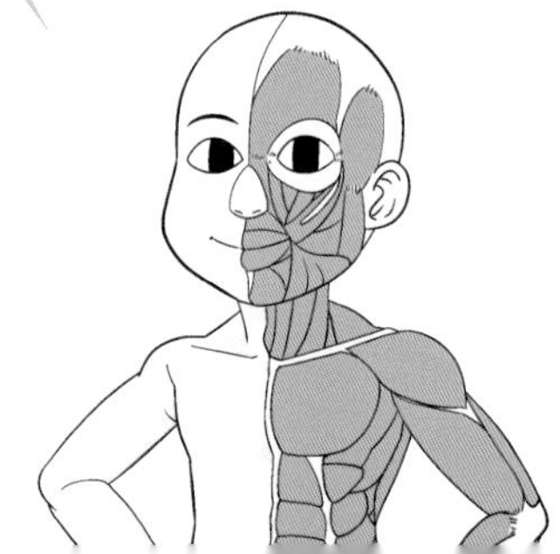

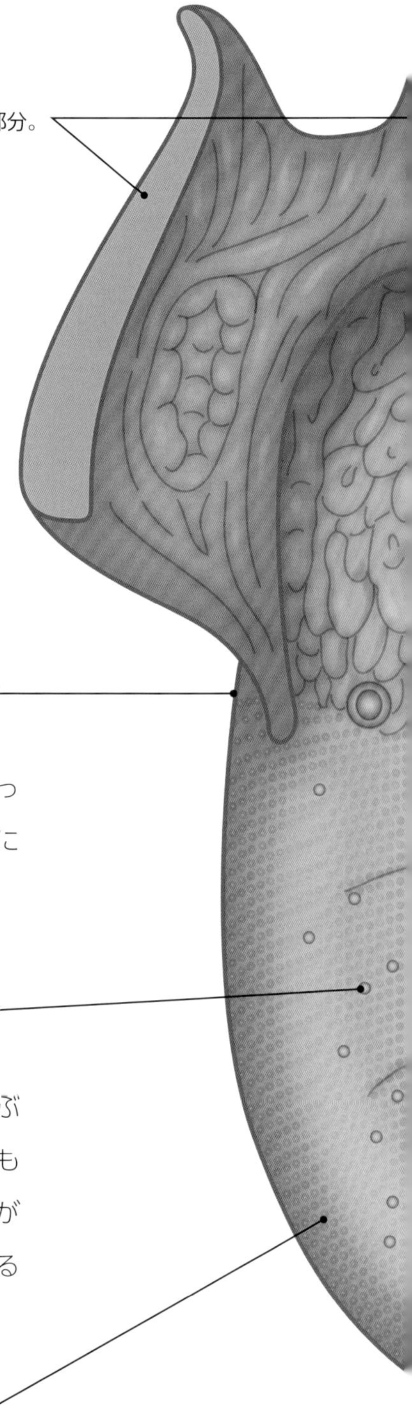

舌《した》がのどについている部分。
葉状乳頭《ようじょうにゅうとう》
舌《した》の側面《そくめん》にひだになってならぶ。乳頭《にゅうとう》の中に味らいがある。
茸状乳頭《じじょうにゅうとう》
舌全体《したぜんたい》にある赤いつぶのような乳頭《にゅうとう》。子どもではたくさん味らいがあるが、おとなになると少なくなる。
糸状乳頭《しじょうにゅうとう》
舌乳頭《ぜつにゅうとう》だが味らいはない。ざらご
らしていて、舌《した》の上にたくさんあ
り、ものをなめ取るときに役立つ。

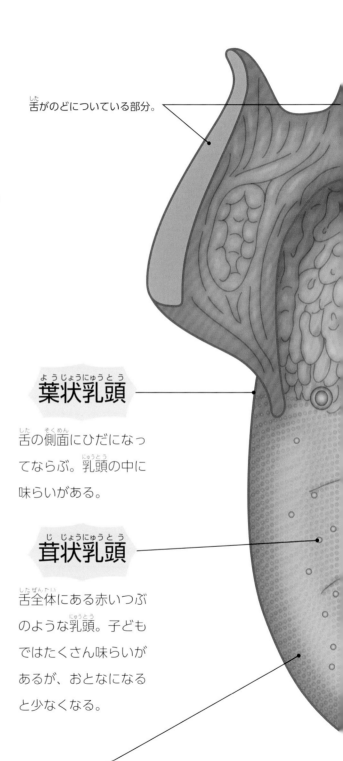

舌《した》のしくみ

舌《した》の表面には舌乳頭《ぜつにゅうとう》がある。舌乳頭《ぜつにゅうとう》に味を感じる味らいがある。

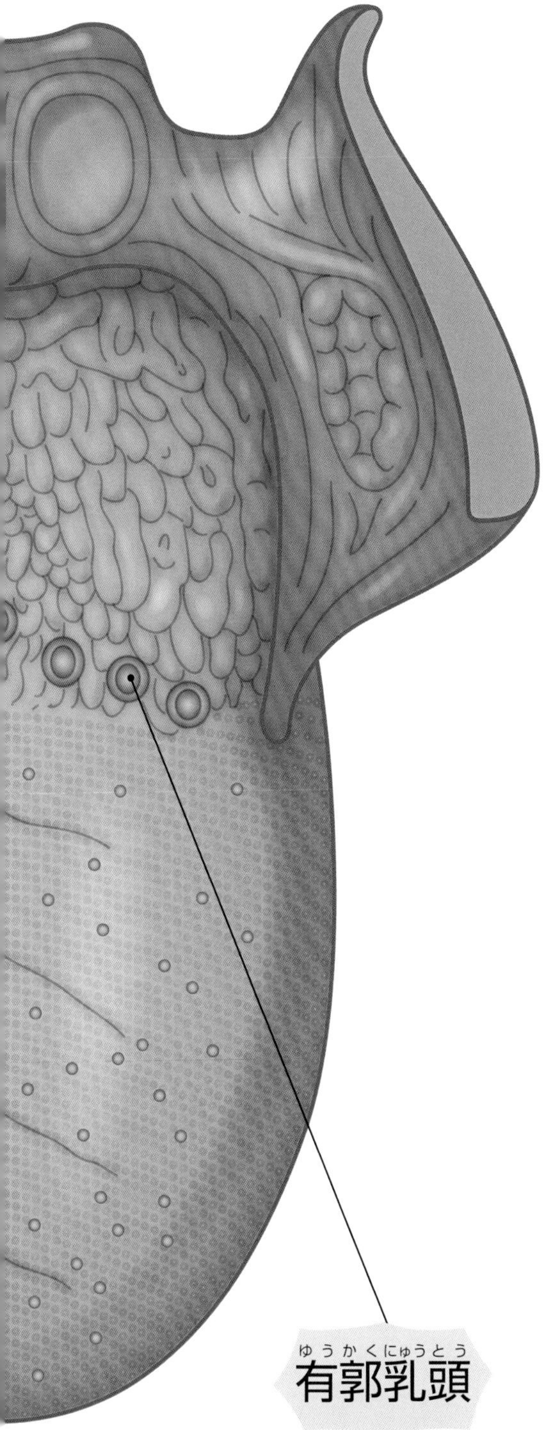

有郭乳頭《ゆうかくにゅうとう》

V字形《ブイじがた》にならんでいる。乳頭溝《にゅうとうこう》のかべに味らいがある。

拡大《かくだい》した有郭乳頭《ゆうかくにゅうとう》

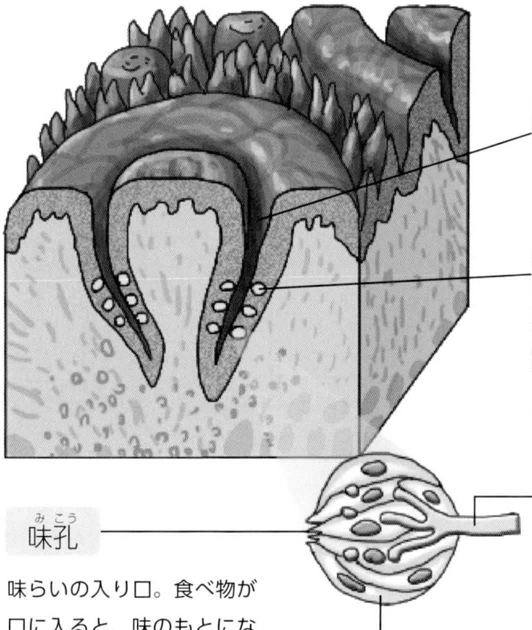

乳頭溝《にゅうとうこう》

味らい

有郭乳頭《ゆうかくにゅうとう》、葉状乳頭《ようじょうにゅうとう》、茸状《たけじょう》乳頭《にゅうとう》にある、花のつぼみのようなかたちの小さな器官《きかん》。

神経《しんけい》

味細胞《みさいぼう》が感じ取った味の情報《じょうほう》を舌《した》から脳《のう》に伝《つた》える。

味孔《みこう》

味らいの入り口。食べ物が口に入ると、味のもとになる物質《ぶっしつ》が唾液《だえき》に溶《と》け出して、味孔《みこう》から味らいの中に入る。

味細胞《みさいぼう》

味らいの中にある、味の物質《ぶっしつ》の情報《じょうほう》をキャッチする細胞《さいぼう》。甘味《あまみ》、塩味《えんみ》、苦味、酸味《さんみ》、うま味のそれぞれに対応《たいおう》する細胞《さいぼう》がある。

COLUMN

舌《した》以外《いがい》でも味がわかる

おとなの味らいは6000～7000個《こ》ほどあります。このうち80%は舌《した》の上にありますが、残《のこ》りは口の天井《てんじょう》やのどにあります。味は口全体で感じているのです。

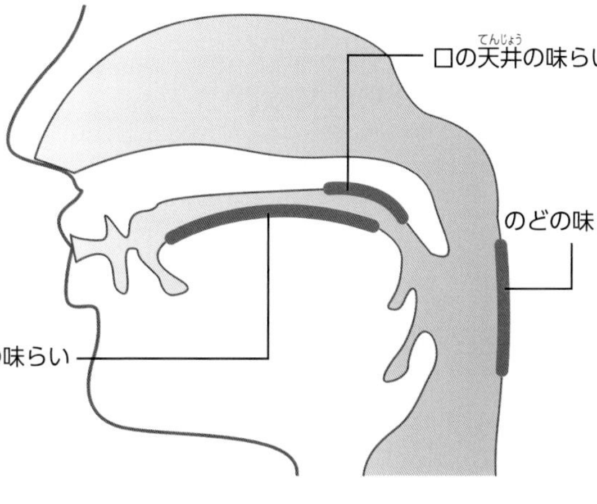
口の天井《てんじょう》の味らい
のどの味らい
舌《した》の上の味らい

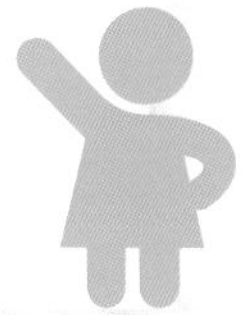

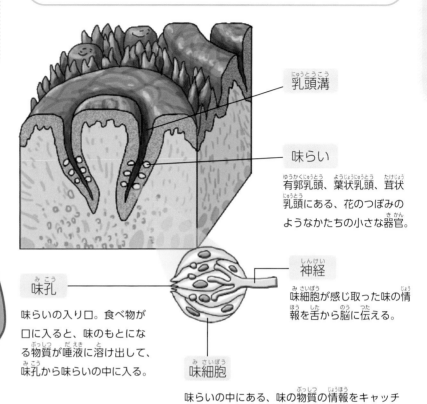

さわると、あたたかさや冷《つめ》たさ、やわらかさなどがわかるのはどうして？

皮ふには感覚《かんかく》を受け取る器官《きかん》があるからだよ。

皮ふは全身をおおって、からだを保護《ほご》しています。また、感覚器官《かんかくきかん》でもあります。ものにさわって「あたたかい」「ふわふわしている」などを感じるのは、皮ふにある感覚《かんかく》受容器《じゅようき》という器官《きかん》の働《はたら》きです。

皮ふが感じ取る感覚《かんかく》（皮ふ感覚《かんかく》）は、触覚《しょっかく》、圧覚《あっかく》、温覚《おんかく》、冷覚《れいかく》、痛覚《つうかく》です。

皮ふの感覚受容器《かんかくじゅようき》は全身にありますが、場所によって量《りょう》がちがいます。くちびる、舌《した》、あしと手の指先の皮ふには受容器《じゅようき》が多いので、刺激《しげき》に対してとても敏感《びんかん》です。

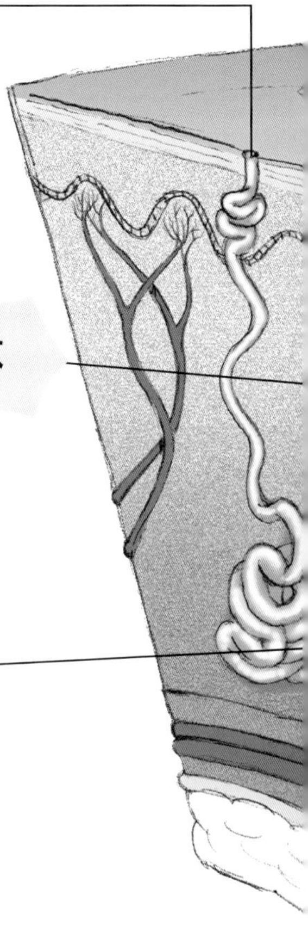

汗腺《かんせん》

汗《あせ》を出す。暑いときは汗《あせ》の水分が蒸発《じょうはつ》することでからだの表面の温度が下がる。

マイスネル小体

触覚《しょっかく》の受容体《じゅようたい》。てのひらやあしの裏《うら》、くちびるなどに多い。

毛根《もうこん》

毛をつくる細胞《さいぼう》がある（→６巻《かん》）。寒いときに鳥肌《とりはだ》が立つのは毛根のまわりの筋肉《きんにく》の働《はたら》きだ。

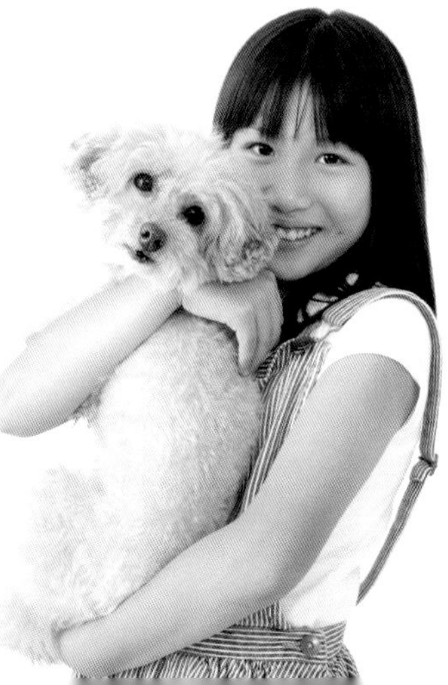

触覚《しょっかく》の例《れい》

皮ふにものがふれたときの、動物の「毛がふわふわしている」などの感覚《かんかく》だ。

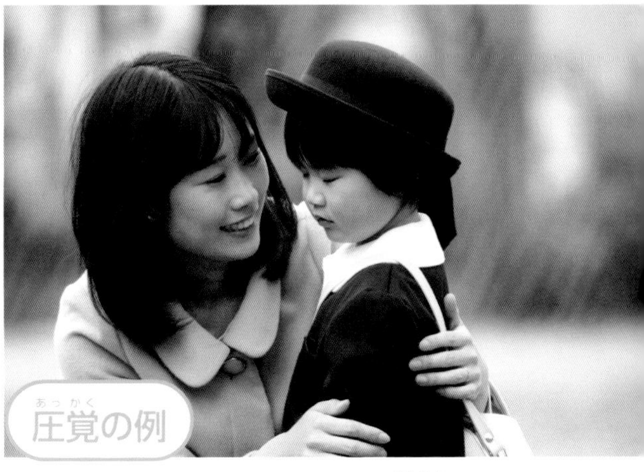

圧覚《あっかく》の例

皮ふに力がかかったことがわかる感覚《かんかく》。からだをおされたり、てのひらに重いものをのせたりしたときに感じる

皮ふのしくみ

皮ふの下には感覚受容器《かんかくじゅようき》があって、触覚《しょっかく》、圧覚《あっかく》、温覚《おんかく》、冷覚《れいかく》、痛覚《つうかく》を感じ取る。

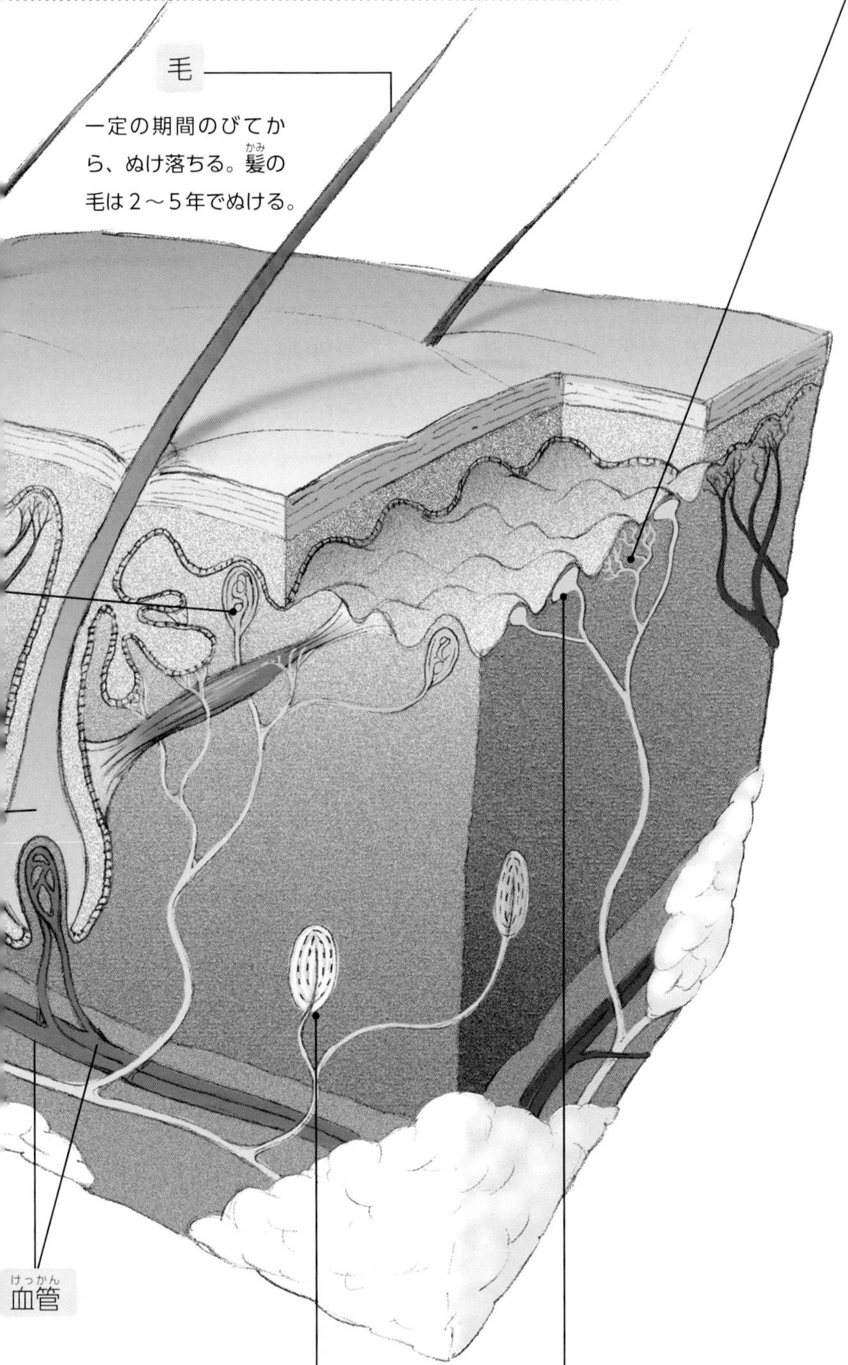
毛
一定の期間のびてから、ぬけ落ちる。髪《かみ》の毛は２～５年でぬける。
血管《けっかん》

パチニ小体

圧覚《っかく》の受容体《じゅようたい》。皮ふの下のほうや、関節《んせつ》の周囲《しゅうい》などにあるが、てのひらやあしの裏《うら》などに多い。

メルケル小体

神経《しんけい》の端《はし》が円盤《えんばん》のようになっている受容体《じゅようたい》。触覚《しょっかく》を感じる。

自由神経終末《じゆうしんけいしゅうまつ》

神経《しんけい》の端《はし》がむき出しになっている受容体《じゅようたい》。温覚《おんかく》、冷覚《れいかく》、痛覚《つうかく》を感じる。

温覚《おんかく》の例《れい》

皮ふの温度よりも温度が高いものにふれたときに「あたたかい」と感じる感覚《かんかく》。

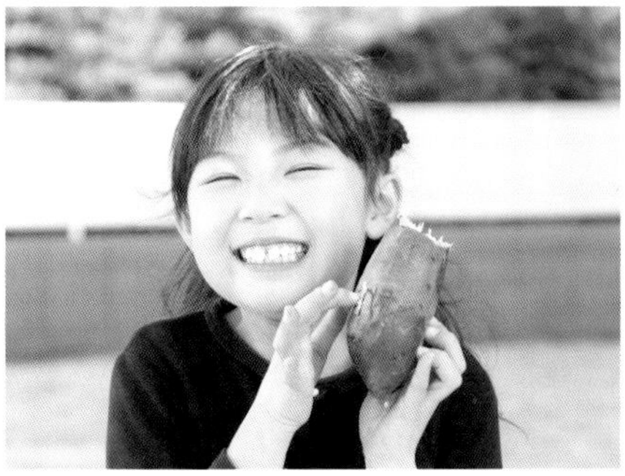

冷覚《れいかく》の例《れい》

皮ふの温度よりも温度が低《ひく》いものにふれたときに「冷《つめ》たい」と感じる感覚《かんかく》。

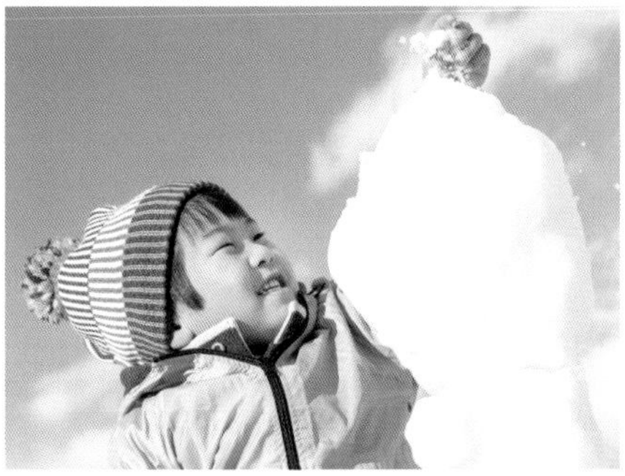

痛覚《つうかく》の例《れい》

するどいものにふれたり、刺《さ》されたりして「痛《いた》い」と感じる感覚《かんかく》。

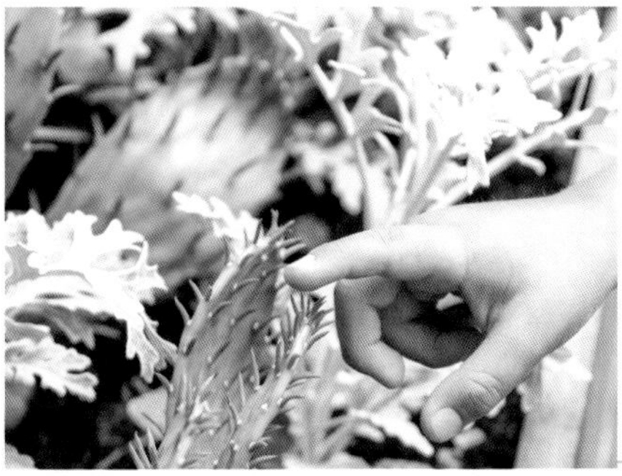

2章

神経《しんけい》と脳《のう》

人体マンガ

神経《しんけい》と脳《のう》は、人の動きや記憶《きおく》にどのように関係《かんけい》しているのか、そのしくみを探《さぐ》ってみよう。

「脳《のう》はからだのパイロット」編《へん》

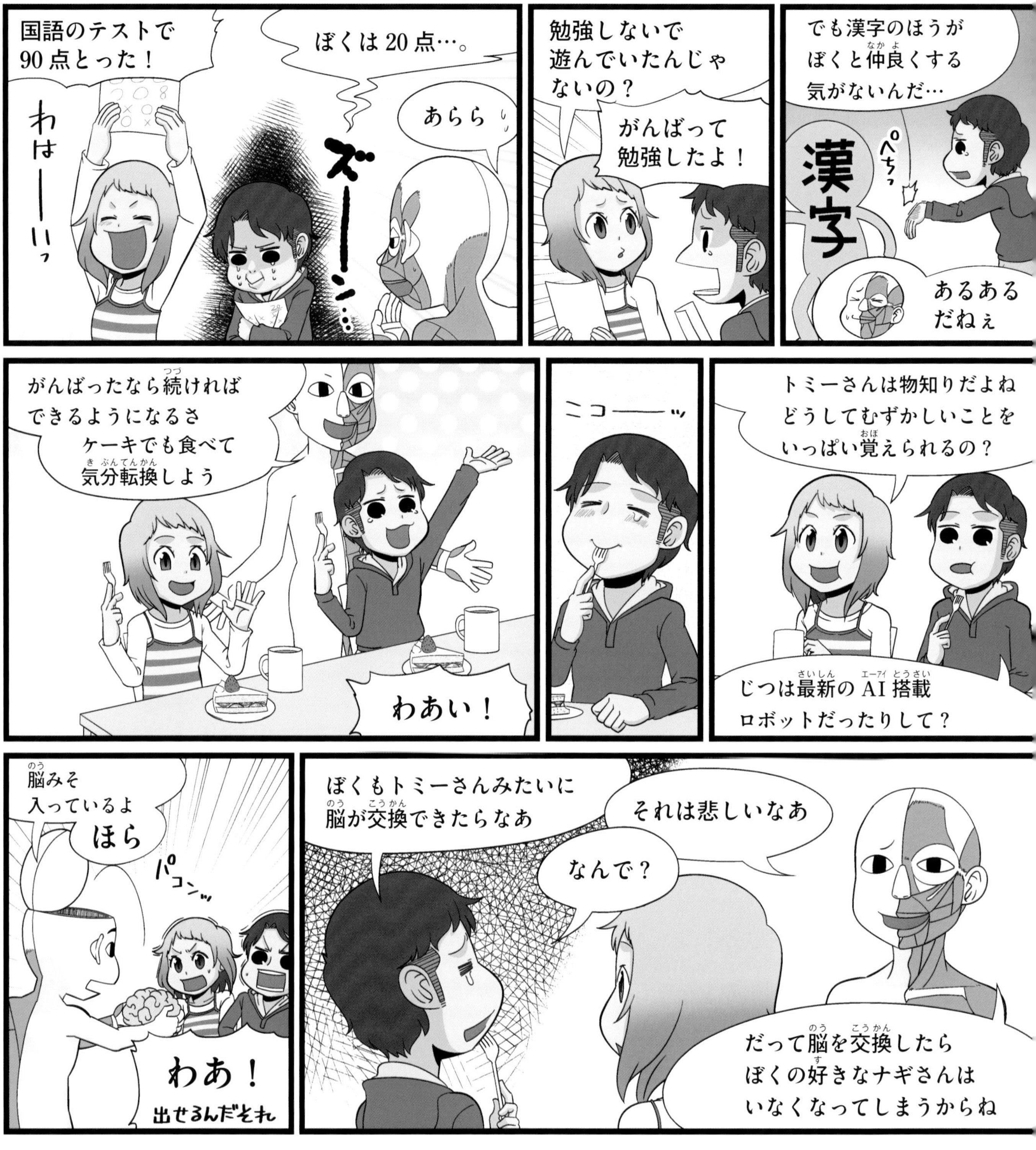

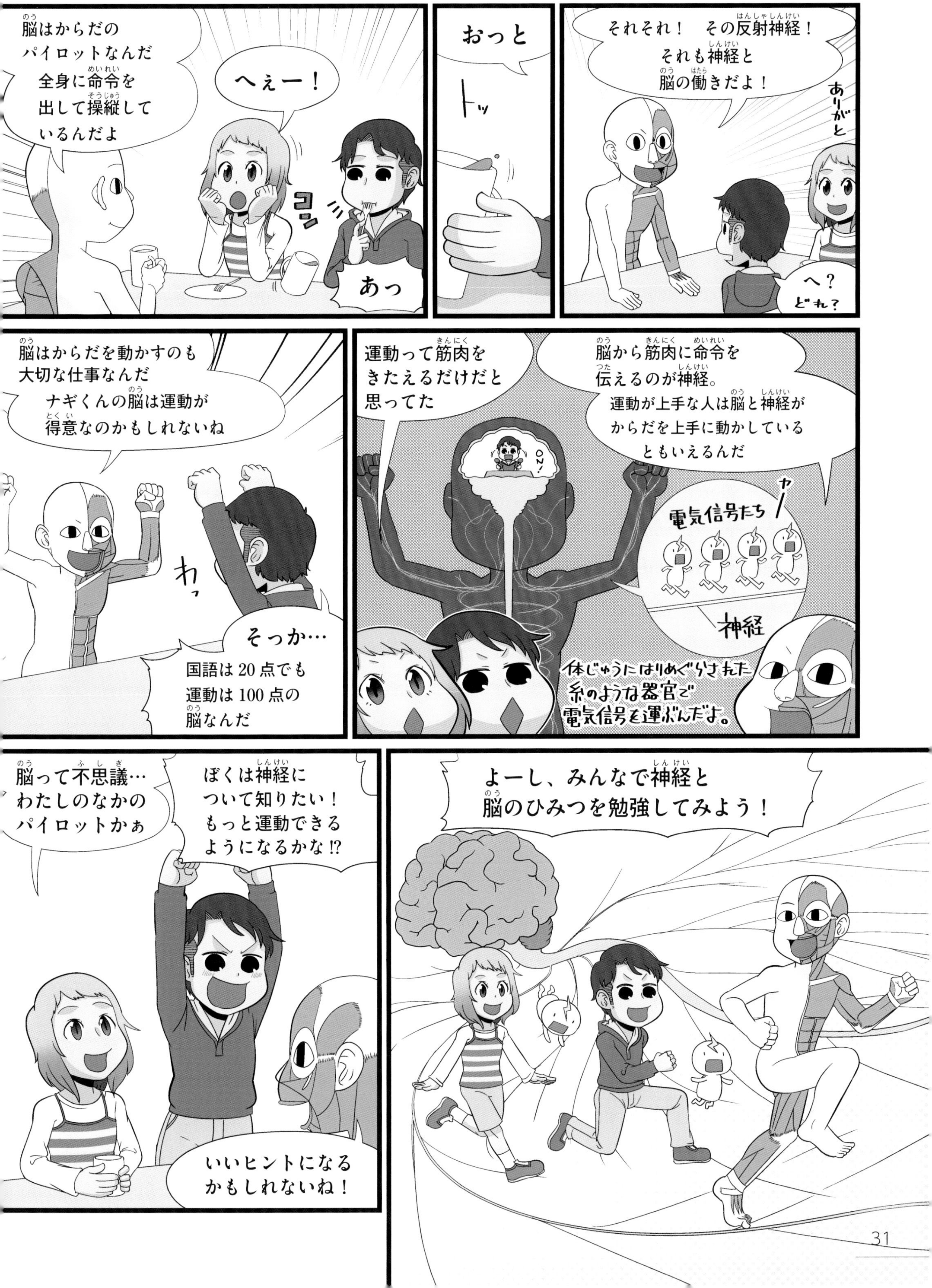

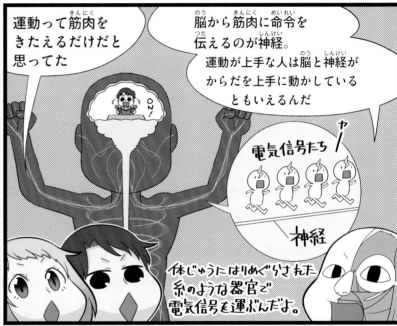

脳《のう》はからだのパイロットなんだ 全身に命令《めいれい》を出して操縦《そうじゅう》しているんだよ
へぇー！
コン
あっ
おっと
トッ
それそれ！ その反射神経《はんしゃしんけい》！ それも神経《しんけい》と脳《のう》の働《はたら》きだよ！
ありがと
へ？ どれ？
脳《のう》はからだを動かすのも大切な仕事なんだ ナギくんの脳《のう》は運動が得意《とくい》なのかもしれないね
ワッ
そっか… 国語は 20 点でも運動は 100 点の脳《のう》なんだ
運動って筋肉《きんにく》をきたえるだけだと思ってた
脳《のう》から筋肉《きんにく》に命令《めいれい》を伝《つた》えるのが神経《しんけい》。 運動が上手な人は脳《のう》と神経《しんけい》がからだを上手に動かしているともいえるんだ
ON!
ヤー
電気信号たち
神経
体じゅうにはりめぐらされた糸のような器官で電気信号を運ぶんだよ。
脳《のう》って不思議《ふしぎ》… わたしのなかのパイロットかぁ
ぼくは神経《しんけい》について知りたい！ もっと運動できるようになるかな⁉
いいヒントになるかもしれないね！
よーし、みんなで神経《しんけい》と脳《のう》のひみつを勉強してみよう！

神経《しんけい》ってなんだろう？どんなかたちで、何をしているの？

Q

A

糸のようなかたちで全身に広がって、いろいろな情報《じょうほう》を伝《つた》えているよ。

感覚器官《かんかくきかん》で受け取った情報《じょうほう》は神経《しんけい》を通して脳《のう》に伝《つた》えています。
では、神経《しんけい》とは、どのようなものでしょうか。神経《しんけい》は、感覚器官《かんかくきかん》のほか、内臓《ないぞう》や筋肉《きんにく》などのからだの各部分《かくぶぶん》と脳《のう》をつなぐケーブルのようなものです。からだの各部分《かくぶぶん》からの情報《じょうほう》は、神経《しんけい》を通じて脳《のう》に届《とど》きます（感覚神経《かんかくしんけい》）。脳《のう》や脊髄《せきずい》がからだの各部分《かくぶぶん》に出す指令《しれい》も神《し》経《けい》を通じて届《とど》きます（運動神経《うんどうしんけい》）。
情報《じょうほう》と指令《しれい》が神経《しんけい》を行き来することで、わたしたちのからだは正しく維持《いじ》されているのです。情報《じょうほう》と指令《しれい》は電気の信号《しんごう》にかえられて、神経《しんけい》に入ります。電気の信号《しんごう》は、１秒間に 100 mほどの速《はや》さで進みます。神経《しんけい》は網《あみ》の目のように全身に張《は》りめぐらされています。

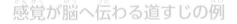

感覚《かんかく》が脳《のう》へ伝《つた》わる道すじの例《れい》

イヌにさわったときにてのひらの皮ふが感じた情報《じょうほう》やイヌの姿を目で見た情報《じょうほう》が、それぞれ神経《しんけい》を伝《つた》わって脳《のう》に届《とど》いている。

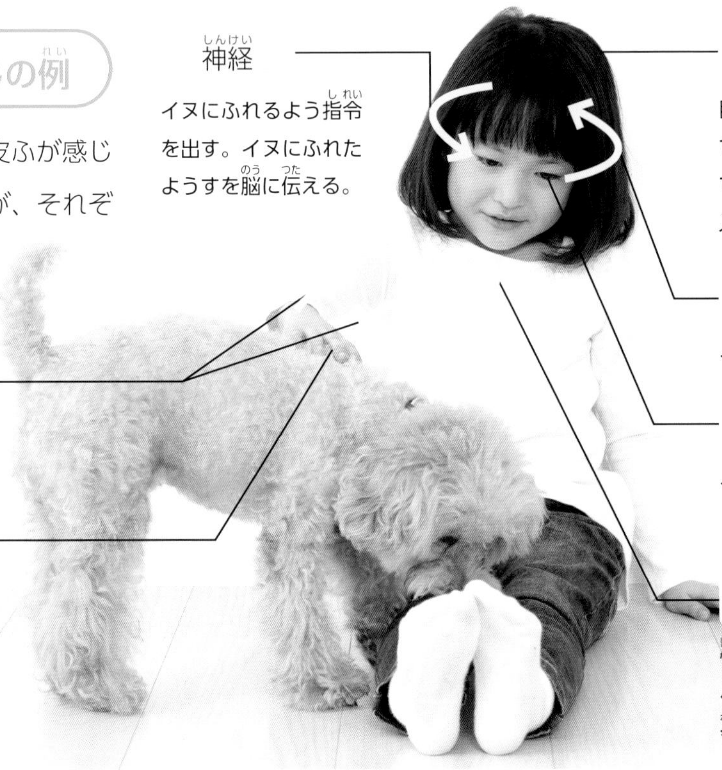

神経《しんけい》
イヌにふれるよう指令《しれい》を出す。イヌにふれたようすを脳《のう》に伝《つた》える。
脳《のう》
目の情報《じょうほう》が入ってくる。てのひらに指令《しれい》を出す。てのひらからの情報《じょうほう》が入ってくる。
神経《しんけい》
イヌの姿《すがた》を脳《のう》に伝《つた》える。
目
イヌを見る。
脊髄《せきずい》
情報《じょうほう》が入ってきて、脳《のう》へ伝《つた》える。脳《のう》からの指《し》令《れい》を伝《つた》える。
神経《しんけい》
イヌにふれるように指令《しれい》を手のひらに伝《つた》える。てのひらでふれた情報《じょうほう》が伝《つた》わる。
てのひら
脳《のう》の指令《しれい》でイヌにふれる。毛のようすなどを感じる。

全身のおもな神経《しんけい》

神経《しんけい》は 2 種類《しゅるい》に分けられる。脳《のう》と脊髄《せきずい》を中枢神経《ちゅうすうしんけい》という。中枢神経《ちゅうすうしんけい》から出て全身に網《あみ》の目のように広がる神経《しんけい》を末梢神経《まっしょうしんけい》という。

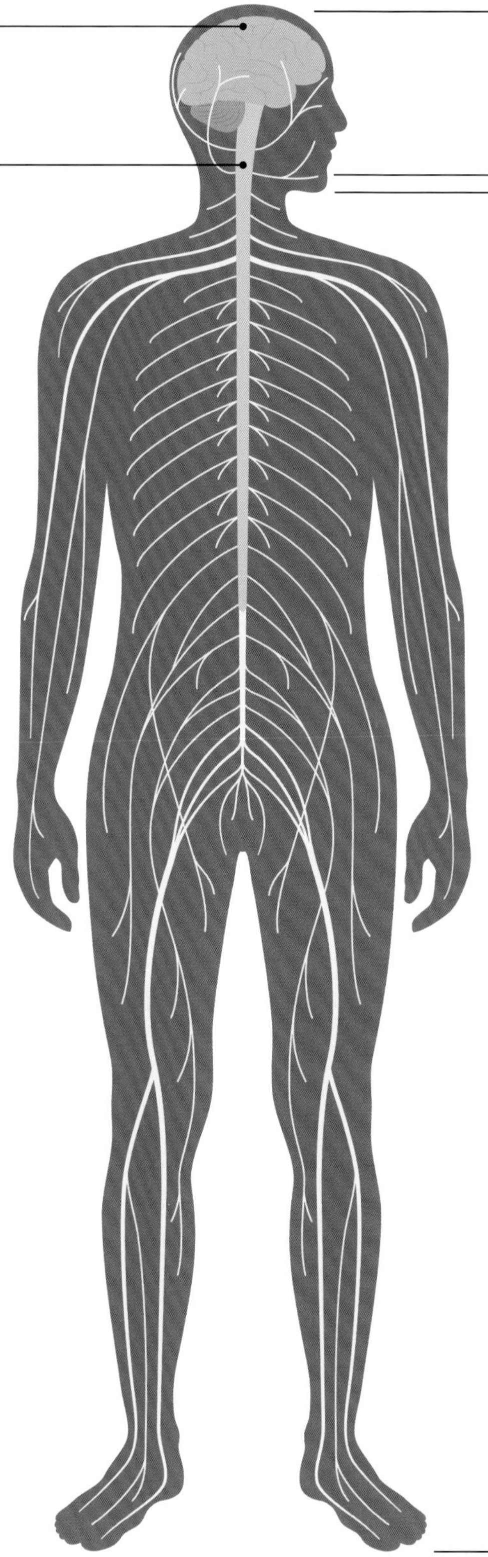

脳《のう》（p38）

全身の動きや生命活動などをコントロールする。

脊髄《せきずい》

脳《のう》から細長くのびている。脊椎《せきつい》（→ 1 巻《かん》）の内部の脊柱管《せきちゅうかん》の中にある。

中枢神経《ちゅうすうしんけい》

脳と脊髄《せきずい》。末梢神経《まっしょうしんけい》が集めてきた情報《じょうほう》を整理して、全身に指令《しれい》を送る神経器官《しんけいきかん》。

脳神経《のうしんけい》

脳《のう》とつながっている神経《しんけい》。目や鼻などの感覚器官《かんかくきかん》の神経《しんけい》、顔の筋肉《きんにく》を動かす神経《しんけい》などのこと。

脊髄神経《せきずいしんけい》

脊髄《せきずい》とつながっている。首から下の全身に広がっているすべての神経《しんけい》のこと。

末梢神経《まっしょうしんけい》

中枢神経《ちゅうすうしんけい》から全身にのびる。からだの外と中の情報《じょうほう》を伝《つた》える感覚《かんかく》神経《しんけい》と、中枢神経《ちゅうすうしんけい》からの指令《しれい》を各《かく》部位《ぶい》に伝《つた》える運動神経《うんどうしんけい》がある。

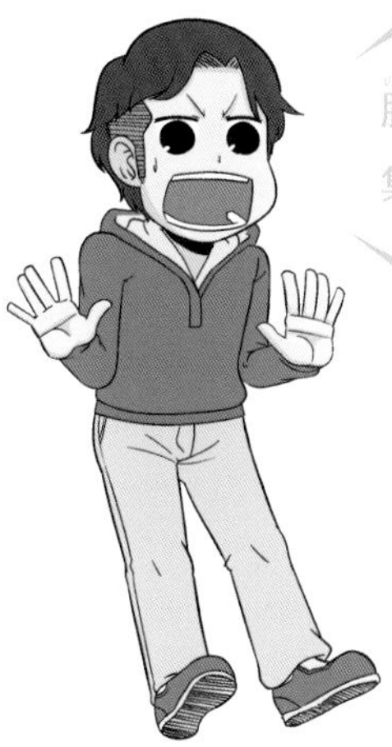
脳《のう》って神経《しんけい》の集まりなんだ

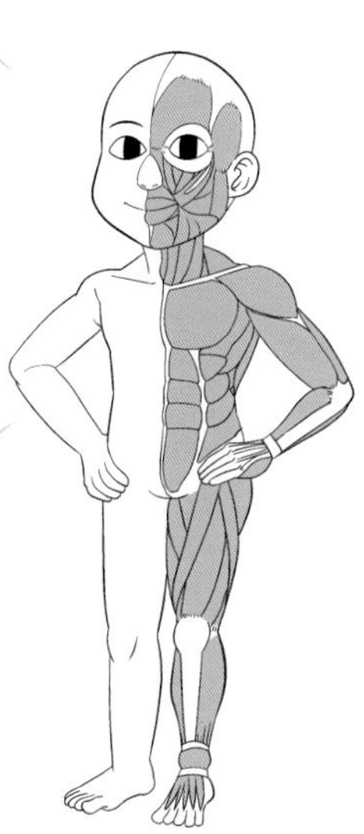
中枢神経《ちゅうすうしんけい》は生命を維持《いじ》する大切な器官《きかん》だから、骨《ほね》の中で守られているんだ

からだを動かす指令《しれい》はどこから出ているの？

A

脳《のう》から出る指令《しれい》と、脊髄《せきずい》から出る指令《しれい》があるよ。

感覚器官《かんかくきかん》で何かを見たり聞いたり、ふれたりすると、その情報《じょうほう》が末梢神経《まっしょうしんけい》（感覚神経《かんかくしんけい》）を伝《つた》わって脳《のう》に届《とど》きます。脳《のう》は、情報《じょうほう》を判断《はんだん》して、運動器官《うんどうきかん》を動かす指令《しれい》を末梢神経《まっしょうしんけい》（運動神経《うんどうしんけい》）を通じて出します。つまり、指令《しれい》が、脳《のう》→脊髄《せきずい》→末梢神経《まっしょうしんけい》→運動器官《うんどうきかん》と伝《つた》わって、手やあしが反応《はんのう》するのです。

しかし、これでは運動器官《うんどうきかん》が動くまで、少し時間がかかります。そこで、脳《のう》の指令《しれい》を待たずに、脊髄《せきずい》だけでからだを動かすこともあります。たとえば、指先が熱《あつ》いものにふれると、無意識《むいしき》に手が引《ひ》っ込《こ》みます。指先の刺激《しげ》が伝《つた》わった脊髄《せきずい》から、手を引《ひ》っ込《こ》めるように指令《しれい》が出たのです。とっさの危険《きけん》からからだを守るために、脊髄《せきずい》が独自《どくじ》に指令《しれい》を出す、このしくみを「反射《はんしゃ》」といいます。

脳《のう》が指令《しれい》を出す反応《はんのう》の動き

感覚器官《かんかくきかん》が感じ取った情報《じょうほう》をもとにして、脳《のう》がからだに指令《しれい》を出す。

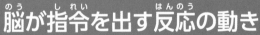

落ちてくるカップを受け止める

カップが落ちるのを見たので、手で受け止めようと脳《のう》が判断《はんだん》して、手を動かすように指令《しれい》を出す。目が見た情報《じょうほう》と脳《のう》の指令《しれい》は神経《しんけい》を通じて伝《つた》わる。

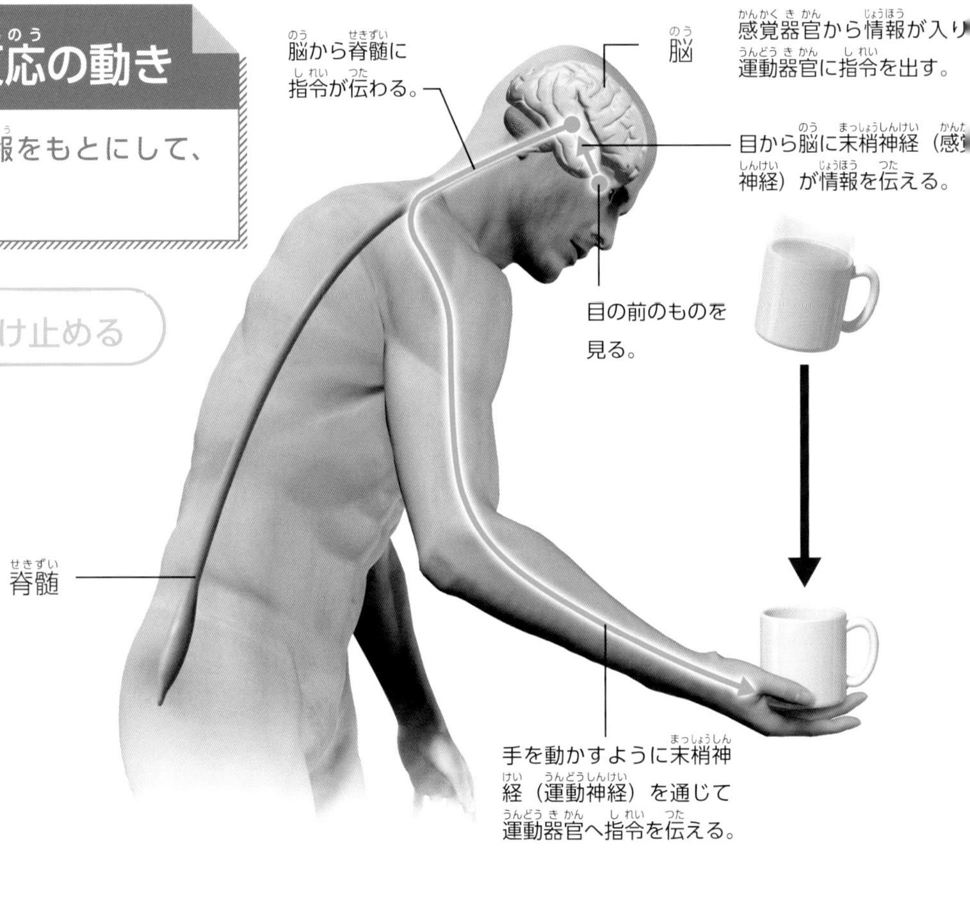

脳《のう》から脊髄《せきずい》に指令《しれい》が伝《つた》わる。
脳《のう》
感覚器官《かんかくきかん》から情報《じょうほう》が入り運動器官《うんどうきかん》に指令《しれい》を出す。
目から脳《のう》に末梢神経《まっしょうしんけい》（感覚神経《しんけい》）が情報《じょうほう》を伝《つた》える。
目の前のものを見る。
脊髄《せきずい》
手を動かすように末梢神経《まっしょうしんけい》（運動神経《うんどうしんけい》）を通じて運動器官《うんどうきかん》へ指令《しれい》を伝《つた》える。

反射《はんしゃ》のしくみ

感覚器官《かんかくきかん》が受け取った情報《じょうほう》に対して、脊髄《せきずい》が指令《しれい》を出す。

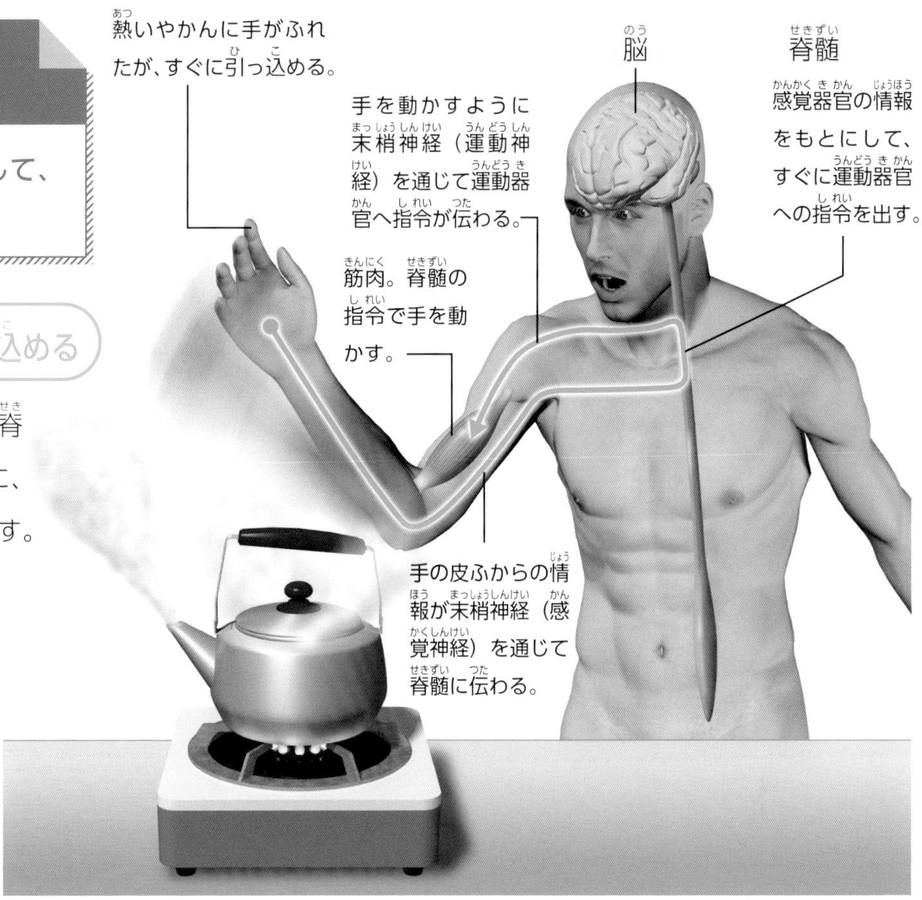
熱《あつ》いやかんに手がふれたが、すぐに引《ひ》っ込《こ》める。
脳《のう》
脊髄《せきずい》
感覚器官《かんかくきかん》の情報《じょうほう》をもとにして、すぐに運動器官《うんどうきかん》への指令《しれい》を出す。
手を動かすように末梢神経《まっしょうしんけい》（運動神《うんどうしん》経《けい》）を通じて運動器《うんどうき》官《かん》へ指令《しれい》が伝《つた》わる。
筋肉《きんにく》。脊髄《せきずい》の指令《しれい》で手を動かす。
手の皮ふからの情《じょう》報《ほう》が末梢神経《まっしょうしんけい》（感《かん》覚神経《かくしんけい》）を通じて脊髄《せきずい》に伝《つた》わる。

熱《あつ》いやかんにさわって手を引《ひ》っ込《こ》める

手が熱《あつ》いものにふれると、その情報《じょうほう》が脊《せき》髄《い》に届《とど》く。脊髄《せきずい》は脳《のう》の指令《しれい》を待たずに、すぐに手を引《ひ》っ込《こ》めるように指令《しれい》を出す。

いろいろな反射《はんしゃ》

たとえば、ボールが目の前にとんでくると自然《しぜん》に目が閉《と》じる。目がきずつくのを防《ふせ》ごうとする反射《はんしゃ》だ。このほか、転びそうになったので手をつく、食べ物を口に入れると唾液《だえき》が出る、膝《ひざ》の下をたたくとあしが上がるなども反射《はんしゃ》だ。

条件反射《じょうけんはんしゃ》

ケーキを見るだけで思わず唾液《だえき》が出るのは、「以前《いぜん》に食べておいしかった」ことを脳《のう》が覚《おぼ》えていて、唾《だ》液《えき》を出すように指示《しじ》したからだ。反射《はんしゃ》に似《に》ているが、脳《のう》が指示《しじ》して起こるので「条件反射《じょうけんはんしゃ》」という。

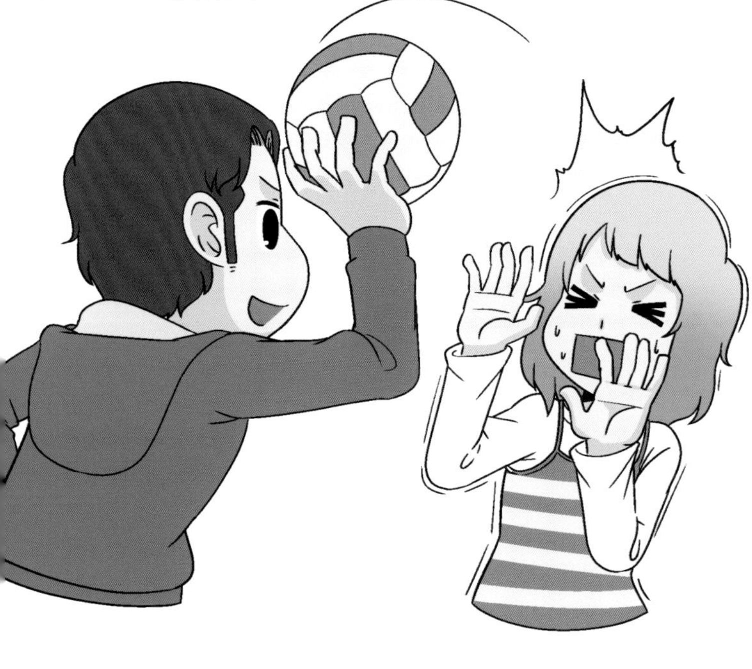

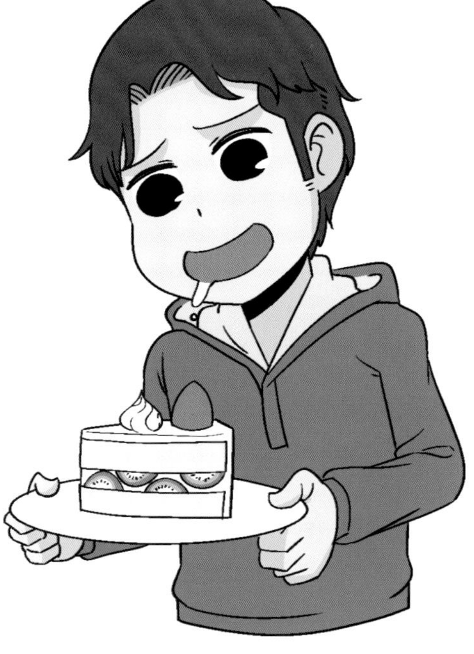

びっくりすると心臓《しんぞう》がドキドキするのも神経《しんけい》の働《はたら》きって本当？

A

自律神経《じりつしんけい》の働《はたら》きだよ。内臓《ないぞう》などを自動的《じどうてき》に動かしているよ。

先生に指名されて、クラスのみんなの前で質問《しつもん》に答えるとき、急に心臓《しんぞう》がドキドキしたことがあるでしょう。これは末梢神経《まっしょうしんけい》（→ p33）の自律神経《じりつしんけい》が自動的《じどうてき》にやっていることなのです。自律神経《じりつしんけい》はまわりの状況《じょうきょ》や、からだの中の状態《じょうたい》に合わせて、自分の意志とは関係なく内臓《ないぞう》などの働《はたら》きを自動的《じどうてき》に調節《ちょうせつ》します。

自律神経《じりつしんけい》には交感神経《こうかんしんけい》と副交感神経《ふくこうかんしんけい》があります。交感神経《こうかんしんけい》は興奮《こうふん》したり、危険《きけん》がせまったりしたときに働《はたら》きます。その反対が副交《ふくこ》感神経《かんしんけい》です。からだを落ち着かせて、エネルギーをためるように働《はたら》きます。

交感神経《こうかんしんけい》が働《はたら》くとき

からだが活動するときに働《はたら》いている。おもに昼間に活発になる。

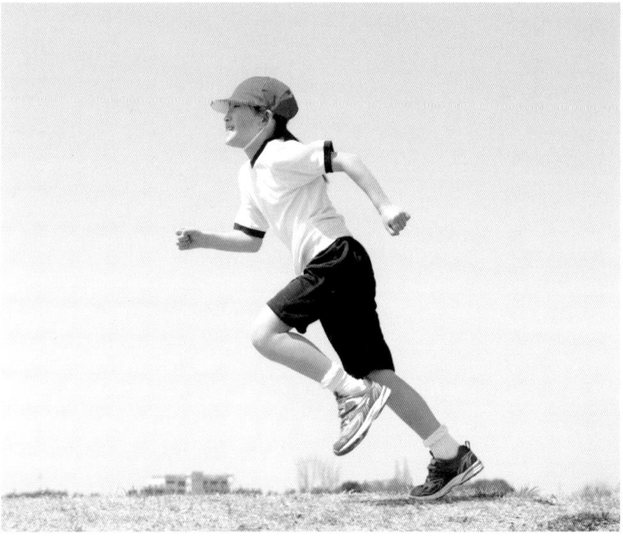

▲運動しているときは、交感神経《こうかんしんけい》の働《はたら》きで、酸素《さんそ》をたくさん取り入れて、全身に血液《けつえき》をめぐらせている。

副交感神経《ふくこうかんしんけい》が働《はたら》くとき

からだが休んでいるときに働《はたら》いている。おもに夜に活発になる。

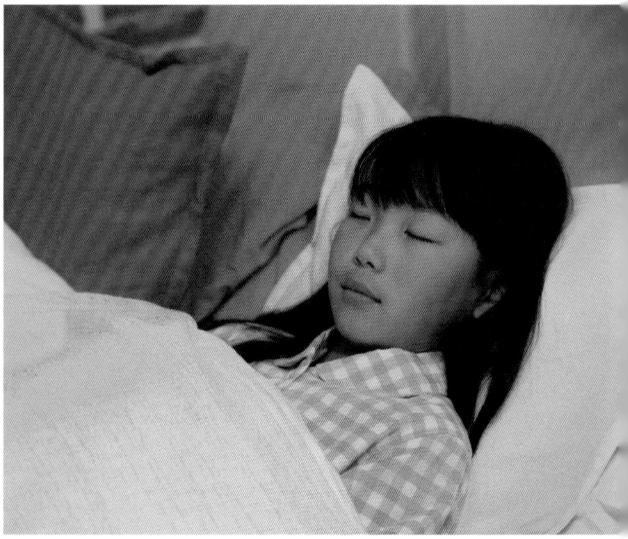

▲ねているときは、副交感神経《ふくこうかんしんけい》の働《はたら》きで、胃腸《いちょう》がよく動いている。昼間の活動に備えて、栄養分《えいようぶん》をたくわえているのだ。

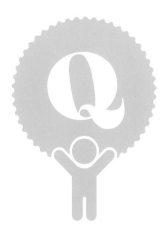

自律神経《じりつしんけい》が臓器《ぞうき》を調整するしくみ

ひとつの臓器《ぞうき》に交感神経《こうかんしんけい》と副交感神経《ふくこうかんしんけい》がつながっていて、それぞれが反対の動きをさせる。

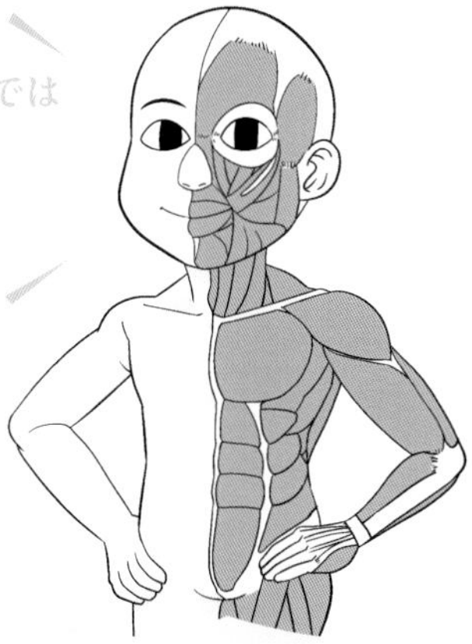
心臓《しんぞう》や胃腸《いちょう》は自分の意志《いし》では
動かせないよね。
自律神経《じりつしんけい》におまかせだよ

交感神経《こうかんしんけい》

全身を活動的《かつどうてき》にする。肺《はい》や心臓《しんぞう》を活発に動かし、消化器官《しょうかきかん》などは静《しず》かにさせる。

副交感神経《ふくこうかんしんけい》

全身を落ち着かせて、次の活動に備《そな》える。消《しょう》化器官《かきかん》は活発に動いて栄養分《えいようぶん》を取り出す。

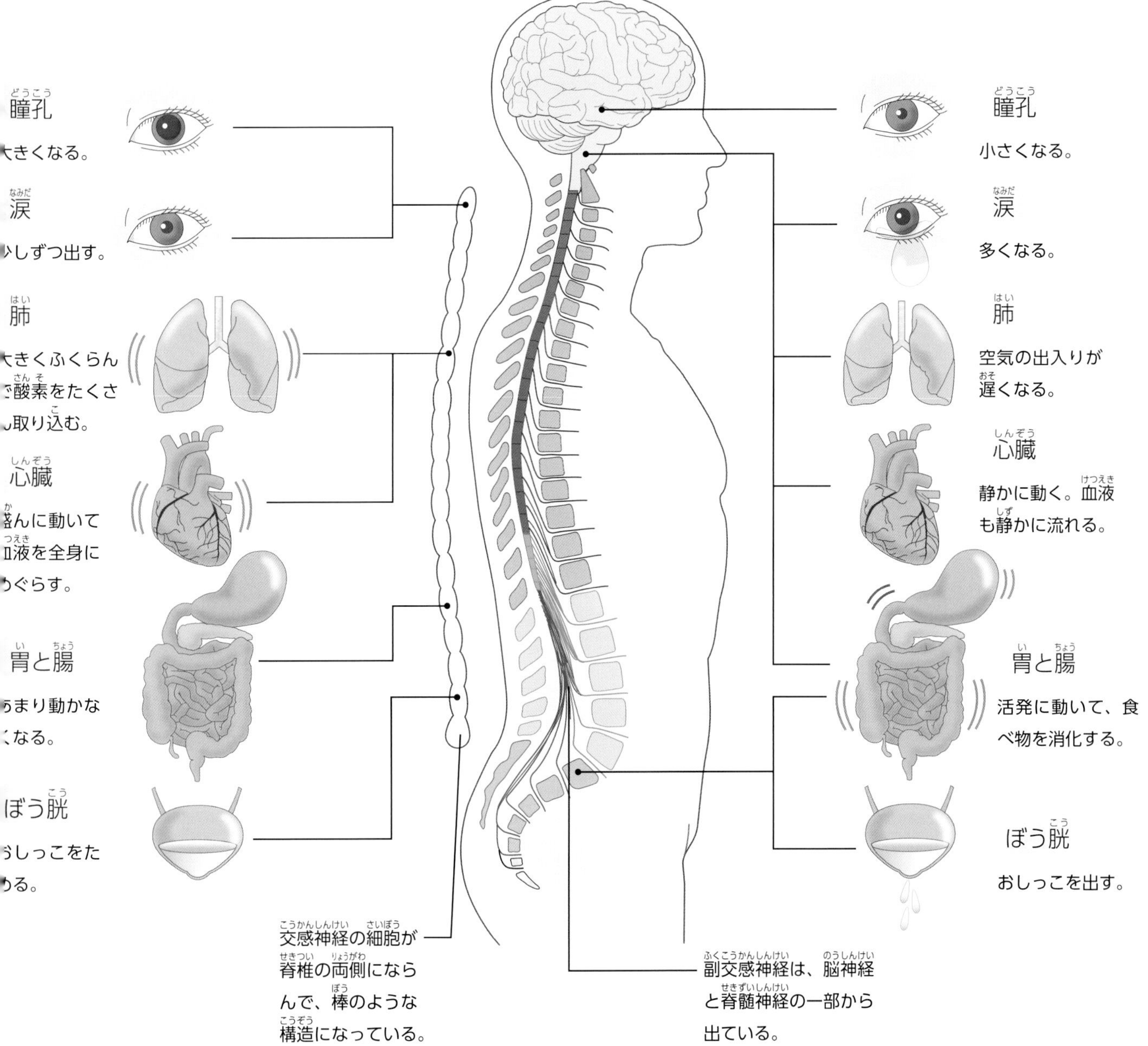
瞳孔《どうこう》
大きくなる。
涙《なみだ》
少しずつ出す。
肺《はい》
大きくふくらんで酸素《さんそ》をたくさん取り込《こ》む。
心臓《しんぞう》
盛《か》んに動いて血液《つえき》を全身にめぐらす。
胃《い》と腸《ちょう》
あまり動かなくなる。
ぼう胱《こう》
おしっこをためる。
瞳孔《どうこう》
小さくなる。
涙《なみだ》
多くなる。
肺《はい》
空気の出入りが遅《おそ》くなる。
心臓《しんぞう》
静かに動く。血液《けつえき》も静《しず》かに流れる。
胃《い》と腸《ちょう》
活発に動いて、食べ物を消化する。
ぼう胱《こう》
おしっこを出す。
交感神経《こうかんしんけい》の細胞《さいぼう》が脊椎《せきつい》の両側《りょうがわ》にならんで、棒《ぼう》のような構造《こうぞう》になっている。
副交感神経《ふくこうかんしんけい》は、脳神経《のうしんけい》と脊髄神経《せきずいしんけい》の一部から出ている。

脳《のう》って、どんな働《はたら》きをしているの？

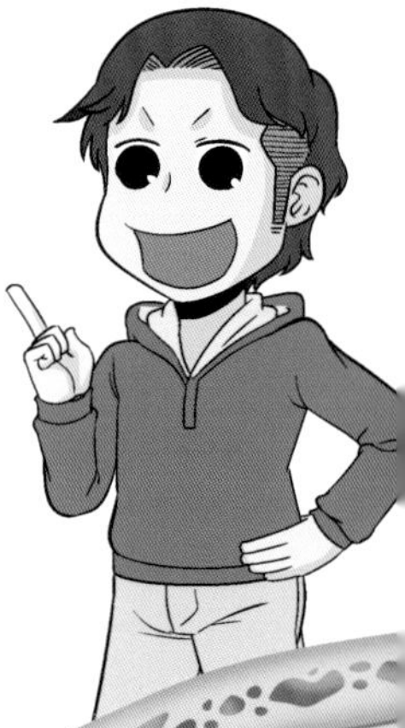
脳《のう》は頭蓋骨《ずかいこつ》の下で
3枚《まい》の膜《まく》に包《つつ》まれているね。
大事に守られているんだ

全身の活動をコントロールする司令官《しれいかん》の役目だよ。

脳《のう》は、とても大事な器官《きかん》だといわれています。なぜ大事なのでしょうか。脳《のう》は何をしている器官《きかん》なのでしょうか。

脳《のう》は、からだの中で起こるすべてのことをコントロールしているのです。からだを動かす指令《しれい》は脳《のう》が出しています。消化や呼吸《こきゅう》も脳《のう》が調整しています。「楽しい」「悲しい」などの感情《かんじょう》があるのも、新しいことを考えたり、さまざまなことを記憶《きおく》できたりするのも脳《のう》の働《はたら》きです。

脳《のう》はいくつかの部分に分けられます。いちばん目立つ大きいものが大脳《だいのう》で、内部は細かく分けられます。大脳《だいのう》のほかに、小脳《しょうのう》、視《し》床《しょう》と視床下部《ししょうかぶ》、中脳《ちゅうのう》と橋《きょう》、延髄《えんずい》があります。それぞれの部分に専門《せんもん》の役割《やくわり》があるので、どれか1つがきずついてもふだんの生活に支障《ししょう》がでます。脳《のう》は中央《ちゅうおう》に大きなみぞがあり、左脳《さのう》と右脳《うのう》に分かれています。

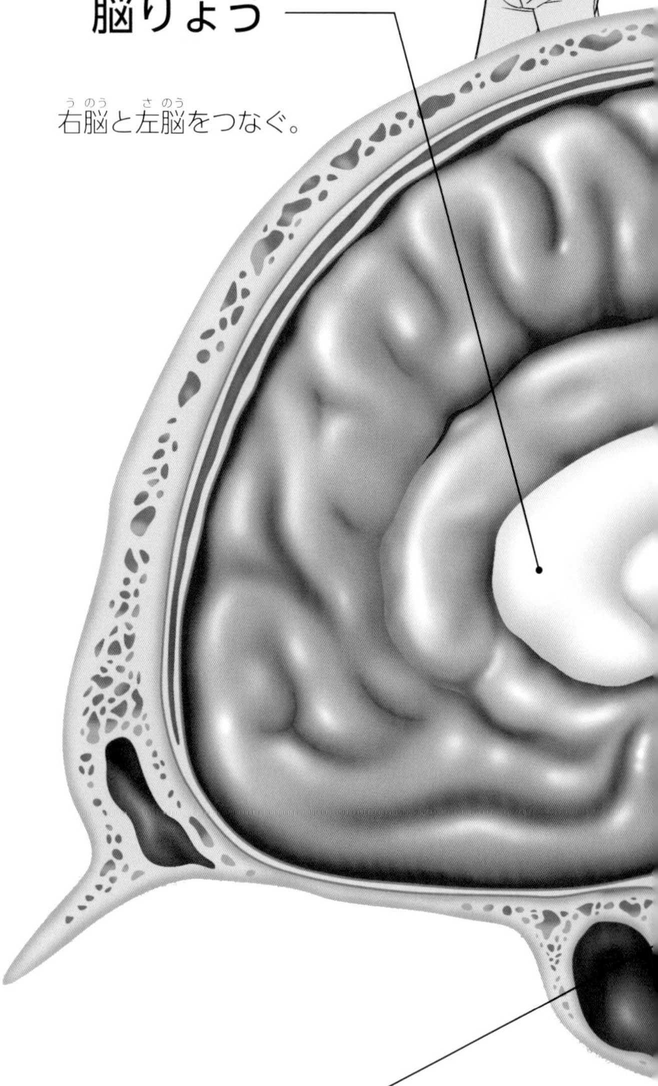
脳《のう》りょう
右脳《うのう》と左脳《さのう》をつなぐ。
中脳《ちゅうのう》
目の動きや、筋肉《きんにく》の動きを調節《ちょうせつ》する。
橋《きょう》
聴覚《ちょうかく》の情報《じょうほう》を伝《つた》える。
液《えき》の分泌《ぶんぴつ》を調整する。

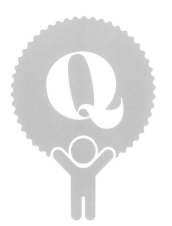

脳《のう》のしくみ

脳《のう》を縦《たて》にわって右脳《うのう》（右側《みぎがわ》の脳《のう》）のしくみを見る。

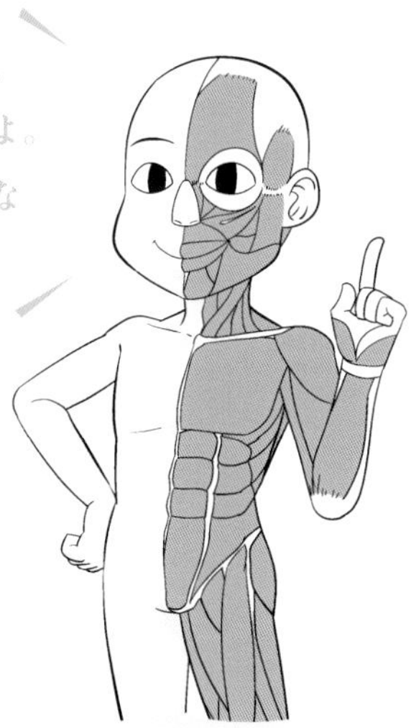
視床《ししょう》、視床下部《ししょうかぶ》、中脳《ちゅうのう》、橋《きょう》、延髄《えんずい》を脳幹《のうかん》というよ。生命を保《たも》つために大切な働《はたら》きをしている部分だ

頭蓋骨《ずがいこつ》

6つの骨《ほね》が組み合わさって、脳《のう》を囲《かこ》んでいる。

大脳《だいのう》(→ p40)

たくさんのしわがある。重さは体重の 2%ほどだ。大《だい》脳皮質《のうひしつ》（→ p40）と大脳《だいのう》の内側《うちがわ》(→p42) に分けられる。

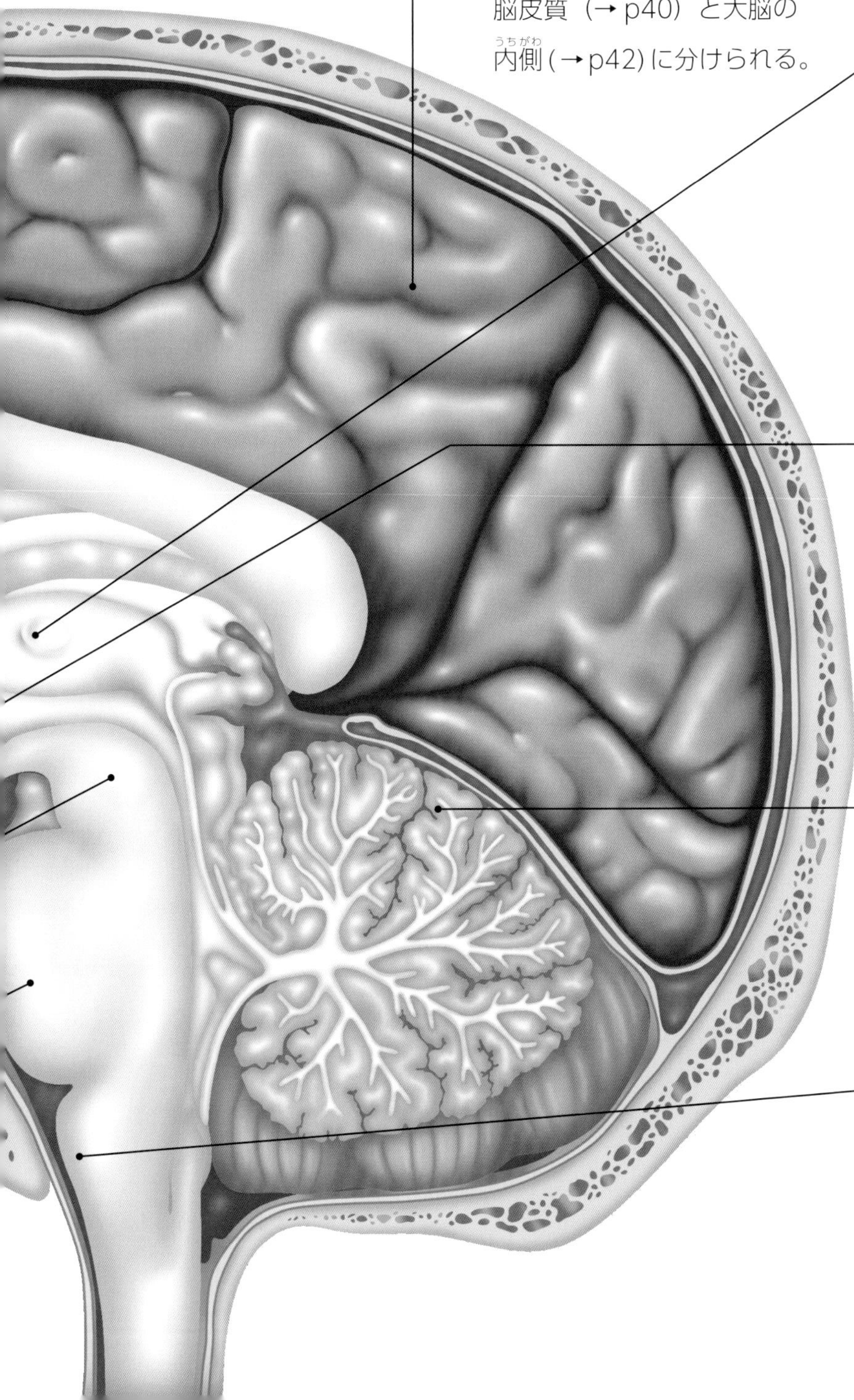

視床《ししょう》

目や耳、皮ふなど感覚器官《かんかくきかん》からの情報《じょうほう》を大脳《だいのう》に伝《つた》える。視床《ししょう》と視床下部《ししょうかぶ》を合わせて間脳《かんのう》という。

視床下部《ししょうかぶ》

自律神経《じりつしんけい》（→ p36）を調節《ちょうせつ》する。ホルモンの分泌《ぶんぴつ》や体温調整、呼《こ》吸《きゅう》、食欲《しょくよく》などに関《かか》わる。

小脳《しょうのう》

大脳《だいのう》の下にある。筋肉《きんにく》の動きやからだのバランスを調節《ちょうせつ》する。

延髄《えんずい》

橋《きょう》からのびて脊髄《せきずい》とつながる部分。呼吸《こきゅう》や血液《けつえき》の流れなど、命にかかわるからだの働《はたら》きを調整する。

Q 大脳《だいのう》の表面にある「野《や》」ってなに？

A 大脳皮質《だいのうひしつ》は場所によって働《はたら》きがちがう。この場所のことを「野《や》」というよ。

人の大脳《だいのう》の表面はしわだらけです。ここは大脳皮質《だいのうひしつ》といって、140億《おく》個《こ》以上《いじょう》の神経《しんけい》細胞《さいぼう》がぎっしりと集まっています。大脳皮質《だいのうひしつ》は場所（野《や》という）によって役割《やくわり》が決まっていて、野《や》には役割《やくわり》ごとに名前がついています。それぞれの野《の》は、おたがいに連絡《れんらく》しあって、情報《じょうほう》をまとめます。この働《はたら》きによって、考えや感情《かんじょう》が生まれ、行動することができるのです。

大脳皮質《だいのうひしつ》の４つの葉《よう》

大脳皮質《だいのうひしつ》は、大きなみぞで区切って４つに分けられる。こちらは名前に「葉《よう》」がつく。

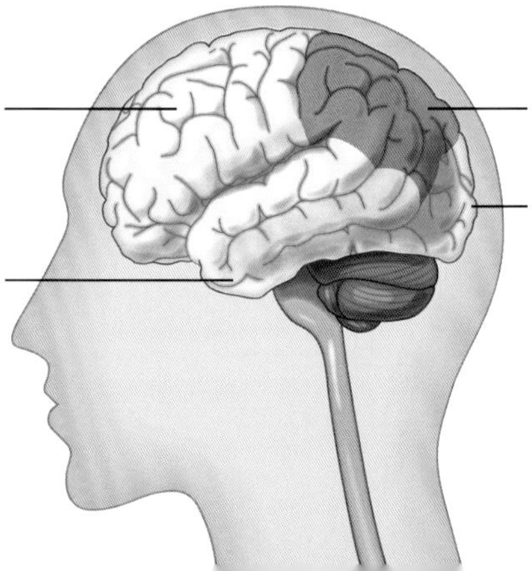
前頭葉《ぜんとうよう》
頭頂葉《とうちょうよう》
後頭葉《こうとうよう》
側頭葉《そくとうよう》

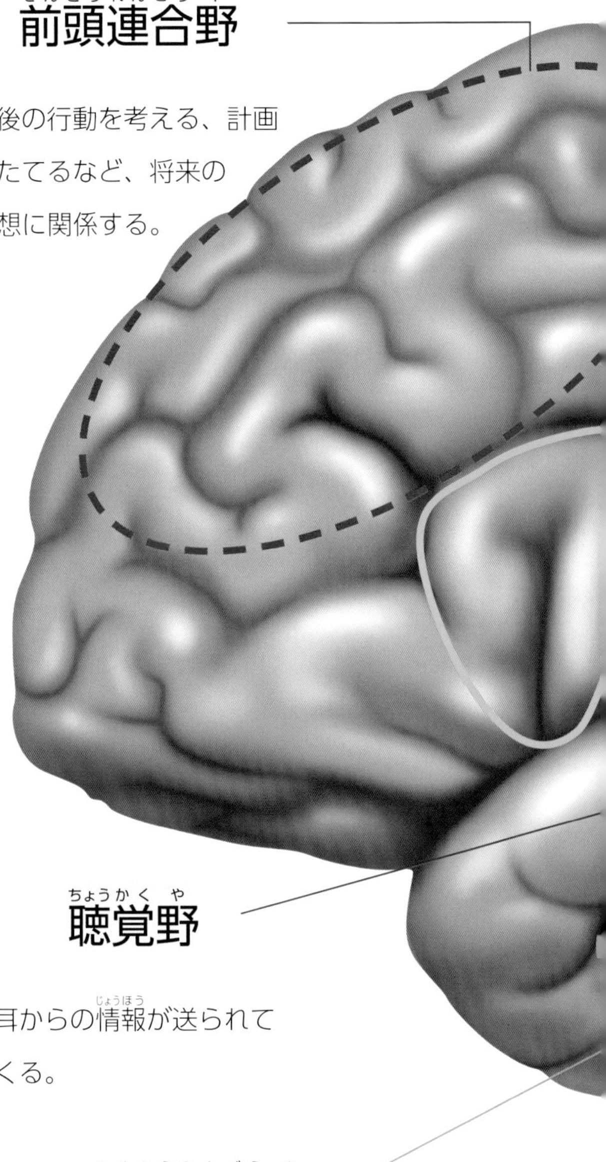
ブローカ野《や》
考えを言葉にして話すときに働《はたら》く。左脳《さのう》のほうが発達《はったつ》している。
前頭連合野《ぜんとうれんごうや》
今後の行動を考える、計画をたてるなど、将来の予想に関係する。
聴覚野《ちょうかくや》
耳からの情報《じょうほう》が送られてくる。
側頭連合野《そくとうれんごうや》
視覚《しかく》と聴覚《ちょうかく》からの情報《じょうほう》をまとめて、どのようなものかを判断《はんだん》する。また、記憶《きおく》に関《かか》わる。

おもな大脳《だいのう》の地図（左半球側面《ひだりはんきゅうそくめん》）

大脳《だいのう》の表面は、役割《やくわり》ごとに名前がつけられている。

大脳皮質《だいのうひしつ》がきずつくと、その場所（野《や》）は役割《やくわり》がこなせなくなる。たとえばブローカ野《や》がきずつくと、言葉を話せなくなるよ

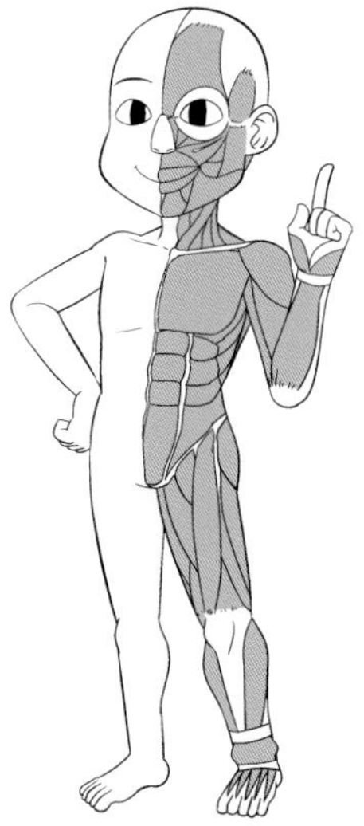

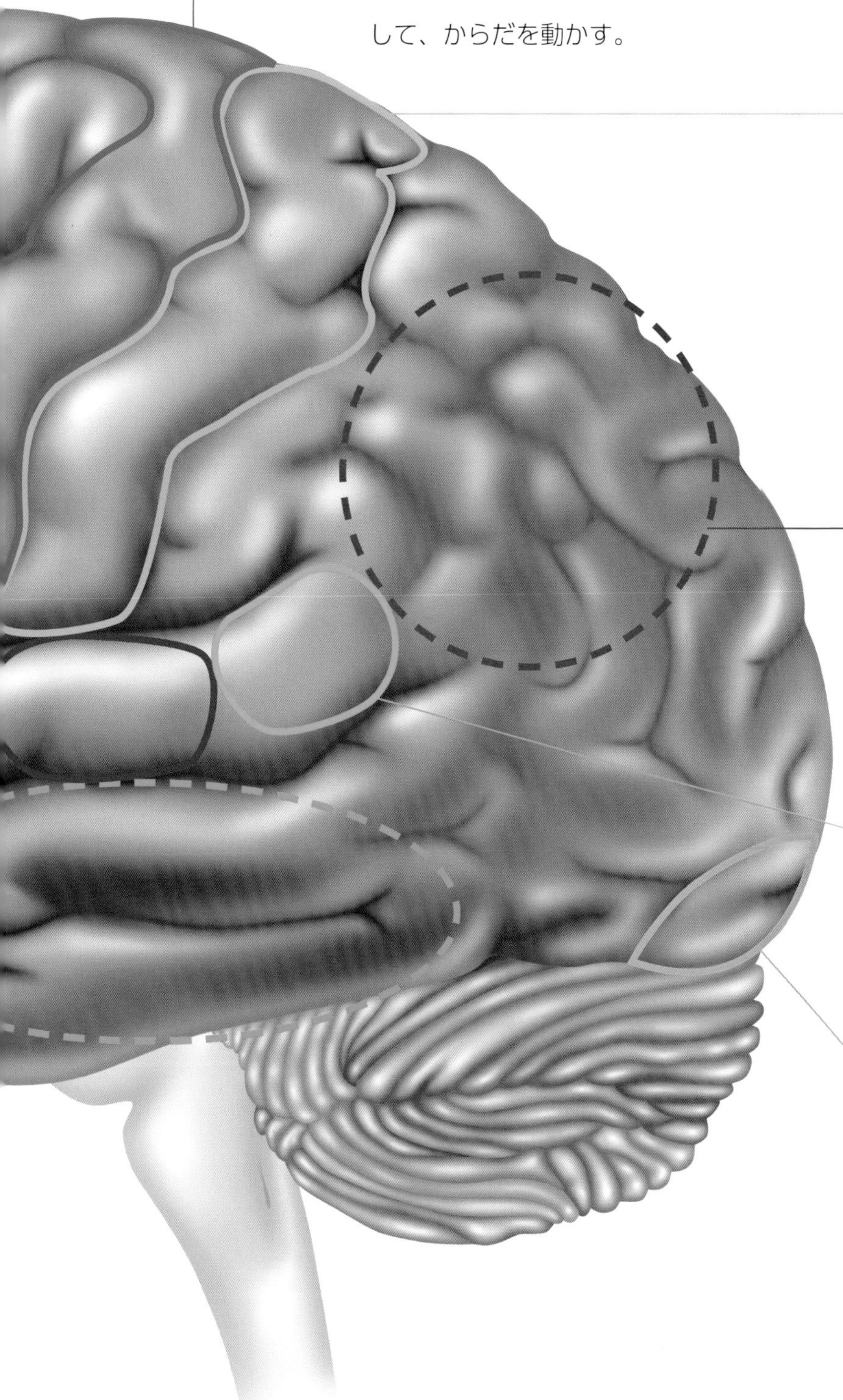

一次運動野《いちじうんどうや》

骨格筋《こっかくすじ》に運動の命令《めいれい》を出して、からだを動かす。

一次体性感覚野《いちじたいせいかんかくや》

皮ふ、舌《した》、口からの情報《じょうほう》が送られてくる。

頭頂連合野《とうちょうれんごうや》

すべての感覚器官《かんかくきかん》の情報《じょうほう》が集まり、自分のまわりのどこに何があるかを判断《はんだん》する。

ウェルニッケ野《や》

聞こえた言葉を理解《りかい》する。左脳《さのう》のほうが発達《はったつ》している。

視覚野《しかくや》

目からの情報《じょうほう》が送られてくる。

ものを覚《おぼ》えるって脳《のう》がやっているの？どうやって記憶《きおく》するの？

A

大脳《だいのう》の内側にある海馬で情報《じょうほう》が整理されて必要《ひつよう》なものが残《のこ》されるよ。

記憶《きおく》にはいくつかの種類《しゅるい》があります。まず、数秒から数分だけ覚《おぼ》えている短期記憶《たんききおく》があります。たとえば、友だちの誕生日《たんじょうび》を聞いてメモをしたら忘《わす》れてしまうのは短期記憶《たんききおく》です。反対に、長く忘《わす》れない、一生覚《おぼ》えているような長期記憶《ちょうききおく》があります。お年寄《としよ》りから子どものころの思い出を聞いたことがあるでしょう。それが長期記憶《ちょうききおく》です。

記憶《きおく》には大脳《だいのう》のいちばん内側《うちがわ》にある海馬という部分が関係《かんけい》しています。まず、見たり聞いたり、経験《けいけん》したりした情報《じょうほう》は、大脳皮質《だいのうひしつ》の側頭葉《そくとうよう》から海馬《かいば》へ送られます。海馬《かいば》では、残しておく情報《じょうほう》と、そうでない情報《じょうほう》がふり分けられます。残《のこ》しておく情報《じょうほう》は、また側頭葉《そくとうよう》に送られて、保存《ほぞん》されます。つまり、短期記《たんきき》憶《おく》は海馬《かいば》に一時的《いちじてき》に置《お》かれたもの、長期記《ちょうきき》憶《おく》は大脳皮質《だいのうひしつ》に保存《ほぞん》されたものというわけです。

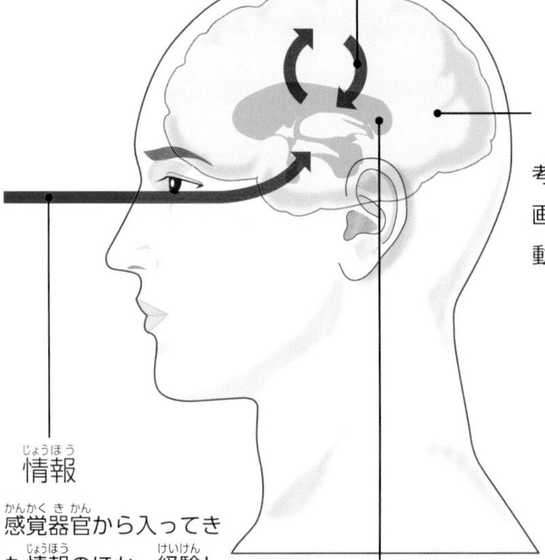

記憶《きおく》
大脳皮質《だいのうひしつ》と大脳《だいのう》の内側《うちがわ》を行き来して、必要《ひつよう》なものだけが大《だ》脳皮質《のうひしつ》に保存《ほぞん》される。
大脳皮質《だいのうひしつ》
考える、創造《そうぞう》、計画など人らしい行動に関係《かんけい》する。
情報《じょうほう》
感覚器官《かんかくきかん》から入ってきた情報《じょうほう》のほか、経験《けいけん》したこと、考えたことなどが記憶《きおく》される。
大脳の内側《だいのううちがわ》
大脳《だいのう》の内側《うちがわ》にある、扁桃核《へんとうかく》や海馬《かいば》など。記憶《きおく》、感情、食欲などに関係《かんけい》する。

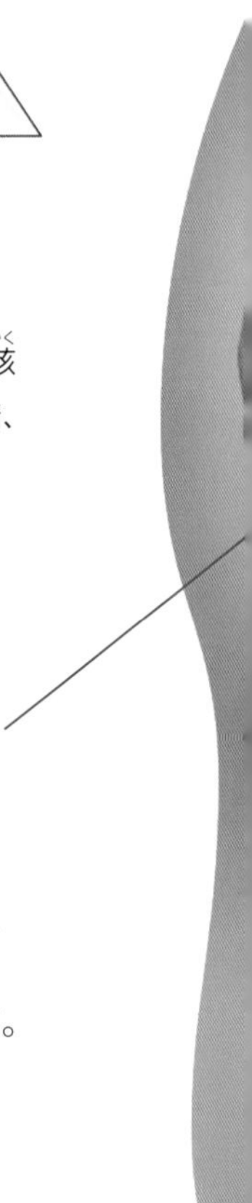

前頭連合野《ぜんとうれんごうや》(大脳皮質《だいのうひしつ》)
大脳皮質《だいのうひしつ》にある。記憶《きおく》を思い出すことに関係《かんけい》する。記憶《きおく》はたくわえるだけではなく、思い出す働《はたら》きも大切だ。

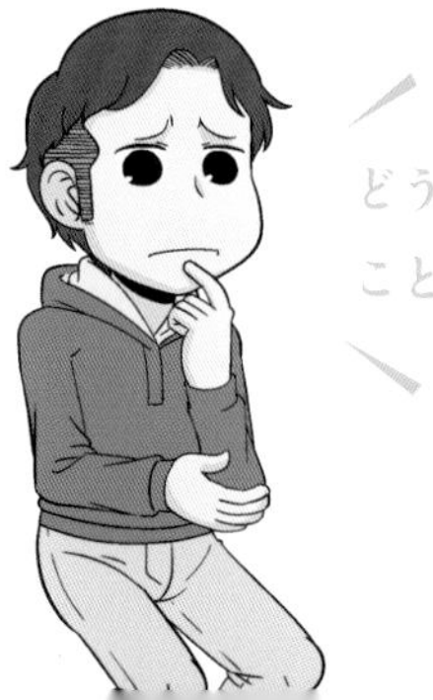

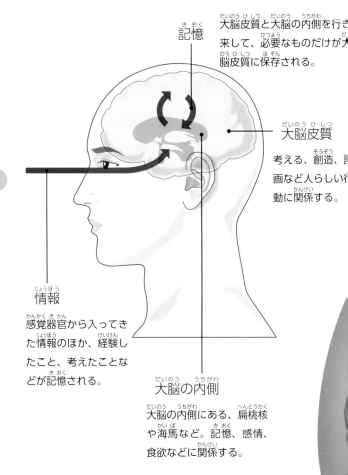

どうしたら、いろいろなことを覚えられるの？

大脳《だいのう》の内側《うちがわ》のしくみ

大脳《だいのう》のいちばん内側《うちがわ》は、原始的《げんしてき》な脳《のう》といわれる。生命に関《かか》わる重要《じゅうよう》な部分だ。

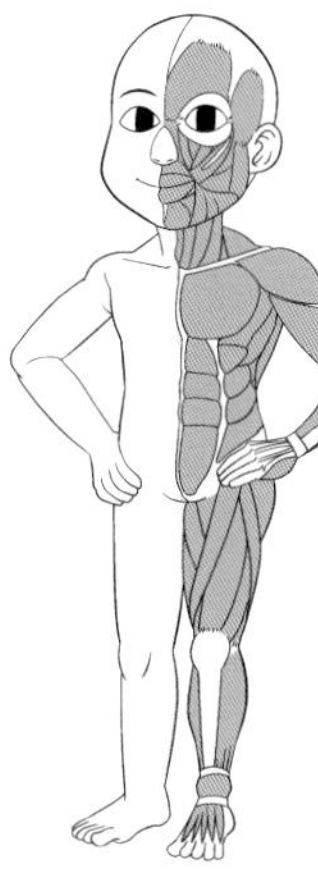

方法はいろいろあるよ。まずは覚《おぼ》えたいことを声を出して読んでみよう。声を出すことで脳《のう》のいろいろな部分が刺激《しげき》され記憶《きおく》として残りやすくなるよ

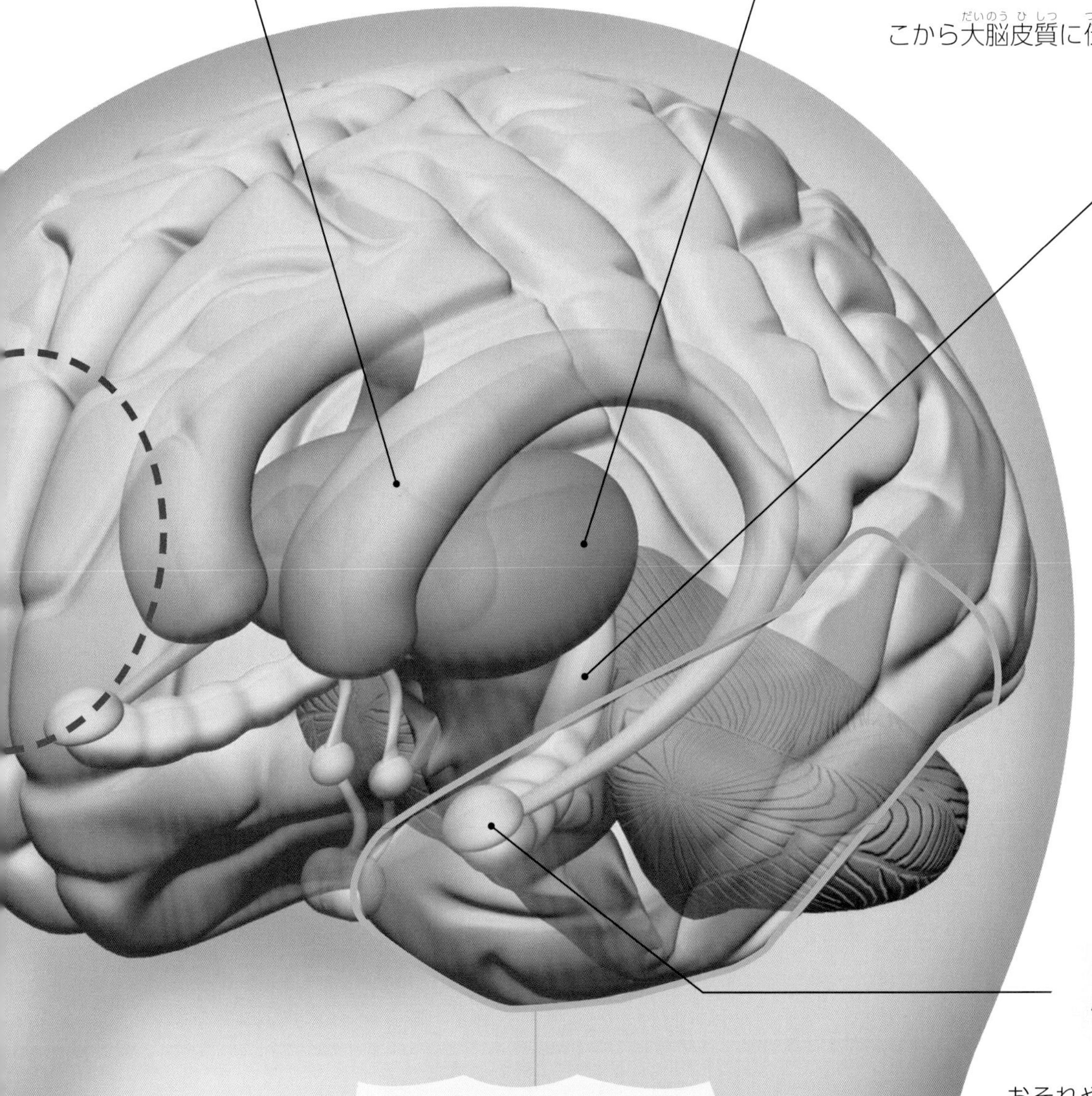

帯状回《たいじょうかい》

大脳皮質《だいのうひしつ》の一部。大脳辺《だいのうへん》縁系《えんけい》をまとめている。

視床《ししょう》

脳《のう》のいろいろな場所や、全身の感覚器官《かんかくきかん》（嗅覚以外《きゅうかくいがい》）からの情報《じょうほう》が、いったん集まり、ここから大脳皮質《だいのうひしつ》に伝《つた》えられる。

海馬《かいば》

情報《じょうほう》を短期記憶《たんききおく》と長期記憶《ちょうききおく》にふり分ける。長期記憶《ちょうききおく》は大脳皮質《だいのうひしつ》に送る。

扁桃体《へんとうたい》

おそれや怒《いか》りの感情《かんじょう》に関《かか》わる。おそろしかった記憶《きおく》を保存《ほぞん》しているといわれる。

側頭葉《そくとうよう》(大脳皮質《だいのうひしつ》)

大脳皮質《だいのうひしつ》の区分のひとつ。長期記憶《ちょうききおく》が保存《ほぞん》される。

どうして夢《ゆめ》を見るの？どこで見ているの？

視覚野《しかくや》が関係《かんけい》していると考えられているよ。

眠《ねむ》りには２つの種類《しゅるい》があります。ノンレム睡眠《すいみん》では、浅《あさ》い眠《ねむ》りと深《ぶか》い眠《ねむ》りをくりかえし、脳《のう》とからだがともに休《やす》んでいます。レム睡眠《すいみん》は深い眠《ねむ》りのときに急に始まり、脳《のう》の一部だけが活発に働《はたら》きますが、からだは動きません。

夢《ゆめ》を見るのはレム睡眠《すいみん》のときが多いようてす。レム睡眠《すいみん》は、脳《のう》が情報《じょうほう》と記憶《きおく》を整理する時間といわれています。いろいろな情報《じょうほう》が脳《のう》の中を行き交いますが、特《とく》に視床《ししょう》から視《し》覚野《かくや》に情報《じょうほう》が伝《つた》わって、目で見ているような映像《えいぞう》が脳《のう》の中にうつし出されると、これが夢《ゆめ》になると考えられています。

夢《ゆめ》を見ているときの脳《のう》

視床《ししょう》と視覚野《しかくや》で記憶《きおく》がやり取りされる。

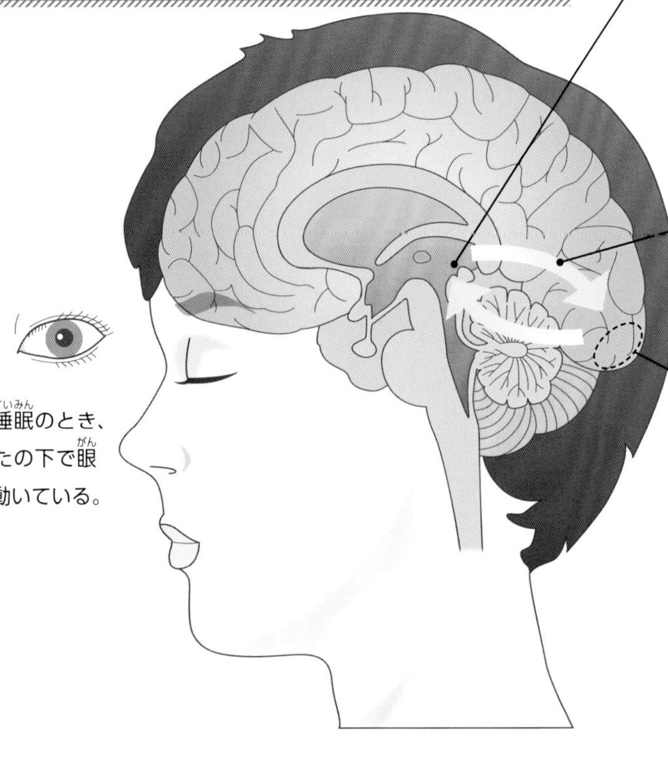

視床《ししょう》
感覚器官《かんかくきかん》からの情報《じょうほう》が集まる場所。
視床《ししょう》と視覚野《しかくや》のあいだで情報《じょうほう》がやり取りされている。
視覚野《しかくや》
目で見た情報《じょうほう》が入ってくる場所。ねているときに視覚野《しかくや》が刺激《しげき》されると、何かを見ているように夢《ゆめ》を見ると考えられる。
レム睡眠《すいみん》のとき、まぶたの下で眼《がん》球《きゅう》が動いている。

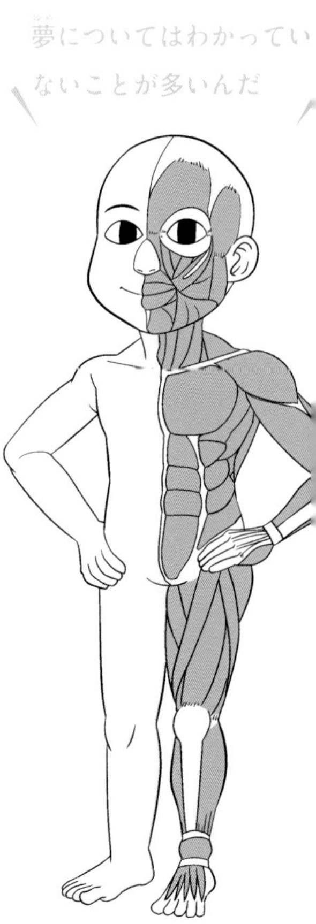

夢についてはわかっていないことが多いんだ

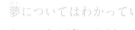

動物の脳《のう》は どんなかたちをしているの？

種類《しゅるい》によって いろいろなかたちだ。

脳《のう》の構造《こうぞう》は、魚類《ぎょるい》からほ乳類へと進むにしたがって、複雑《ふくざつ》になってきました。たとえば、は虫類《ちゅうるい》はにおいをかいで行動することが多いので嗅脳《きゅうのう》が発達《はったつ》しています。人は複雑《ふくざつ》な会話をするために、脳《のう》で言葉の情報《じょうほう》をたくさん処理《しょり》します。それで、大脳皮質《だいのうひしつ》がいっそう発達《はったつ》したのです。

動物と人の脳《のう》のちがい

生物のくらしに合わせて脳《のう》が発達《はったつ》した。

魚類《ぎょるい》

水中でからだのバランスをとるため中脳《ちゅうのう》が発達《はったつ》している。

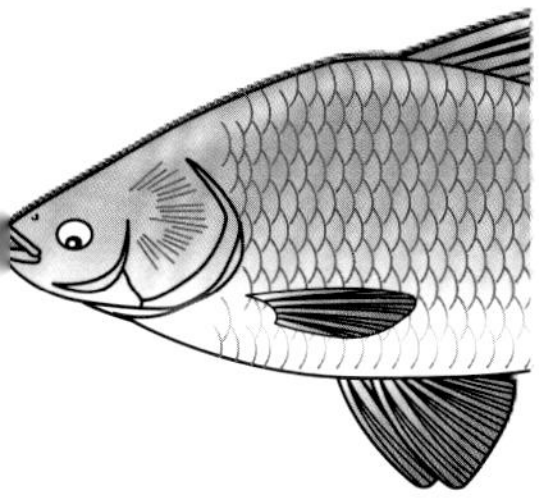

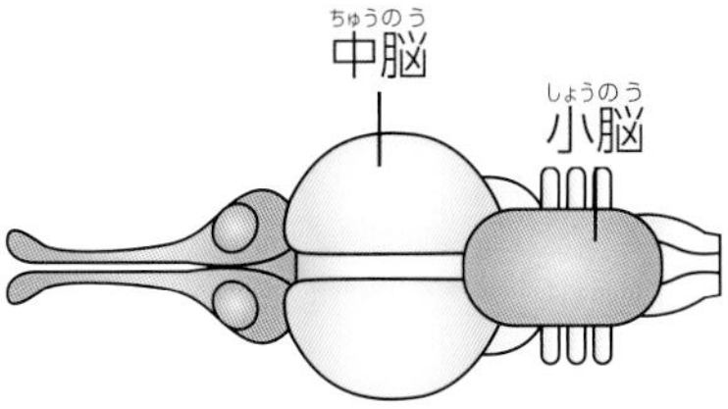
中脳《ちゅうのう》
小脳《しょうのう》

小型《こがた》の哺乳類《ほにゅうるい》

大脳《だいのう》は大きいが大脳皮質《だいのうひしつ》のしわはない。

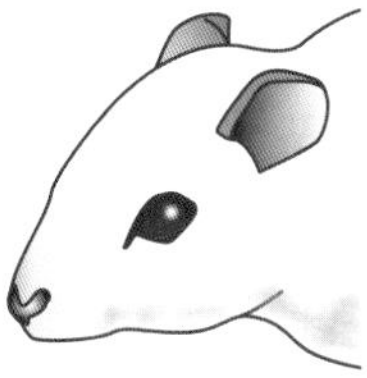

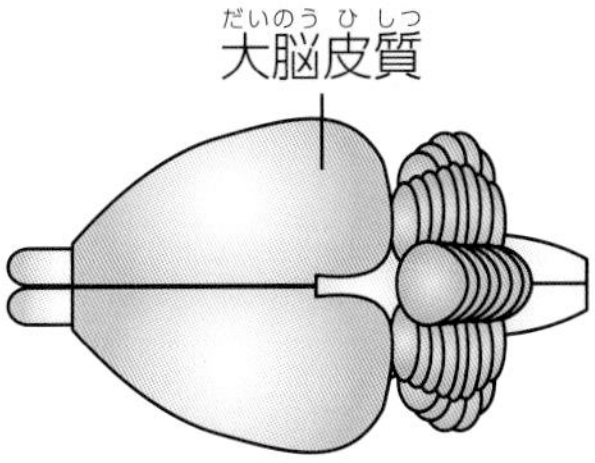
大脳皮質《だいのうひしつ》

は虫類《ちゅうるい》

においの情報《じょうほう》を整理する嗅脳《きゅうのう》という部分がある。

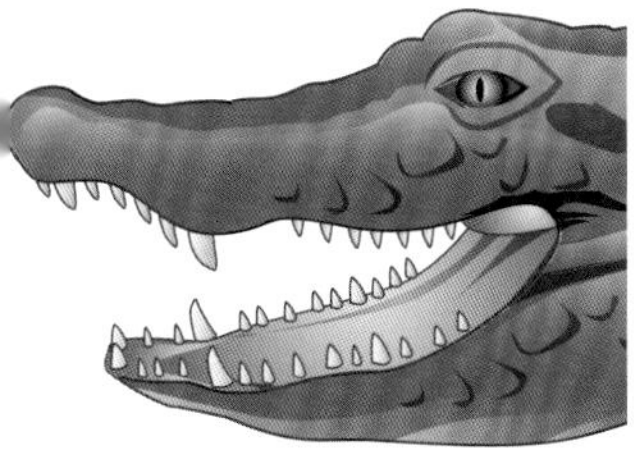

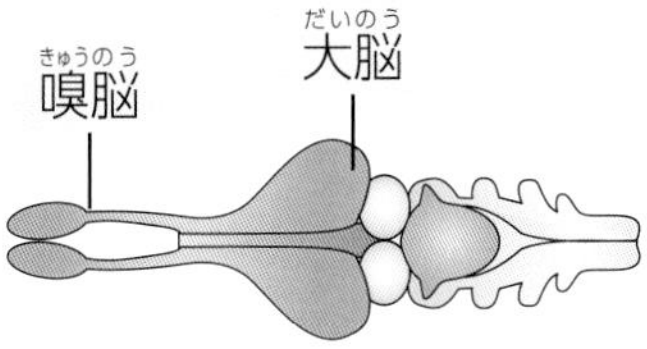
嗅脳《きゅうのう》
大脳《だいのう》

人

大脳皮質《だいのうひしつ》が発達《はったつ》して、多くのしわがある。

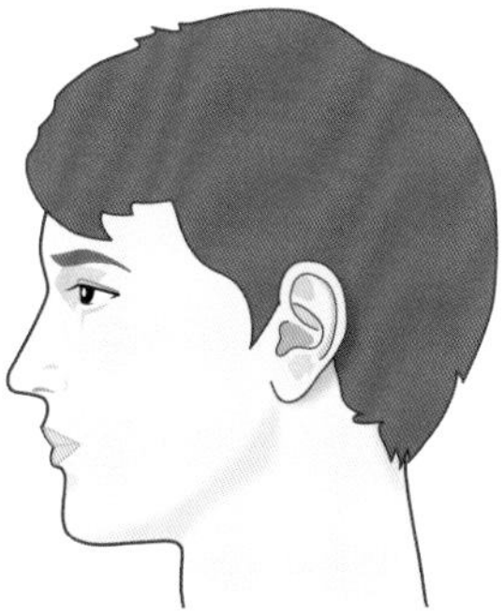

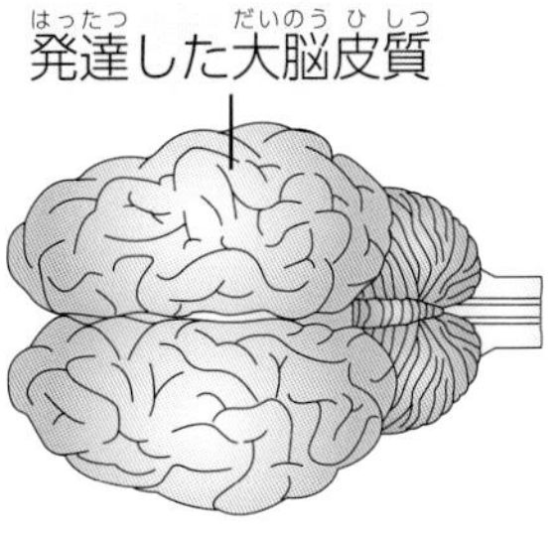
発達《はったつ》した大脳皮質《だいのうひしつ》

さくいん

あ行

か行

さ行

た行

な行

は行

ま行

や行

ら行

監修：坂《さか》井《い》建《たつ》雄《お》

順天堂大学保健医療学部特任教授、日本医史学会理事長。1953年、大阪府生まれ。1978年、東京大学医学部卒業後、ドイツのハイデルベルク大学に留学。帰国後、東京大学医学部助教授、順天堂大学医学部教授を歴任。医学博士。専門は解剖学、細胞生物学、医史学。

◆装丁・本文デザイン
福間祐子

◆DTP
STUDIO恋球
ダイアートプランニング

◆イラスト
青木宣人
マカベアキオ

◆マンガ
よしたに

◆写真
アマナイメージズ
PIXTA
Shutterstock
Getty Images

◆協力
武田亮輔
（板橋区立成増ヶ丘小学校教諭）

◆校正
あかえんぴつ

◆編集・制作
河合佐知子
室橋織江
栗栖美樹
春燈社
アマナ

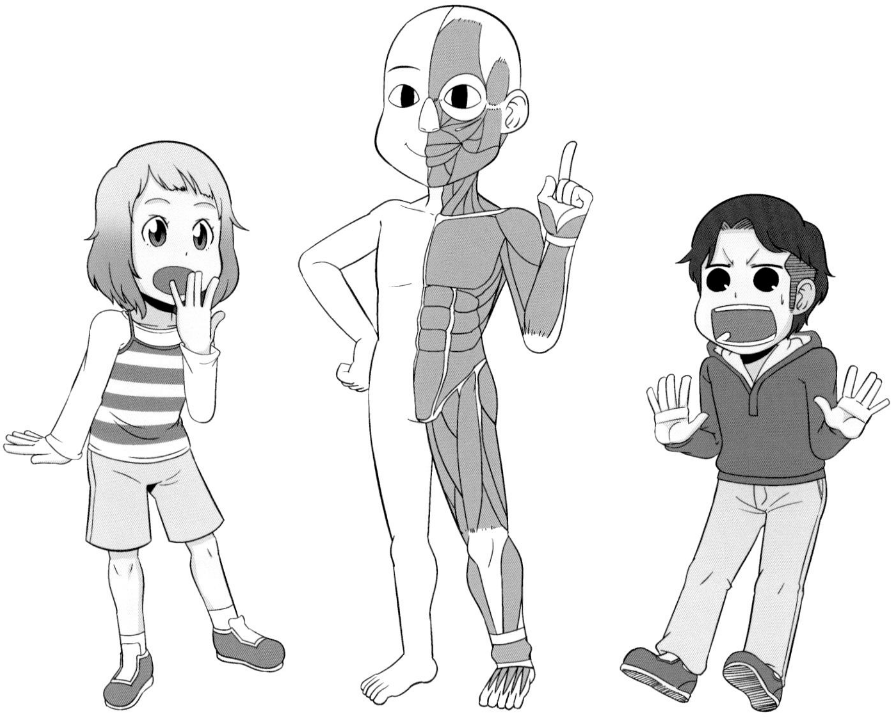

どうなってるの!?
人のからだのしくみ大図解
5 感覚器官と脳のはたらき

あそびをもっと、
まなびをもっと。

?!
こどもっとラボ

発行	2023年4月　第1刷
監修	坂井建雄
発行者	千葉 均
編集者	崎山貴弘
発行所	株式会社ポプラ社
	〒102-8519　東京都千代田区麹町4-2-6
	ホームページ　www.poplar.co.jp（ポプラ社）
	kodomottolab.poplar.co.jp（こどもっとラボ
印刷・製本	大日本印刷株式会社

ISBN978-4-591-17663-4 ／ N.D.C. 491 ／ 47p ／ 29cm Printed in Japan

P7239005

どうなってるの!?

人のからだのしくみ大図解

全6巻

セット N.D.C.491

監修　坂井 建雄（順天堂大学特任教授）

1　からだのつくりと運動　N.D.C.491

2　誕生と成長　N.D.C.491

3　消化と吸収のしくみ　N.D.C.491

4　呼吸と血液の循環　N.D.C.491

5　感覚器官と脳のはたらき　N.D.C.491

6　からだと細胞　N.D.C463

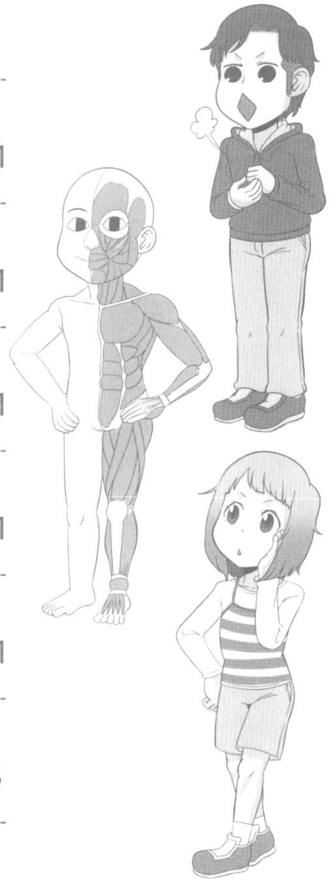

小学校中学年から

- A4 変型判
- 各 47 ページ
- 図書館用特別堅牢製本図書

男《だん》女《じょ》のちがい

男性《だんせい》と女性《じょせい》のからだの構造《こうぞう》はほとんど同じですが、生殖器《せいしょくき》の部分が大きくちがいます。生殖器《せいしょくき》は子どもを生むための器官《きかん》です。また、女性《じょせい》の乳房《にゅうぼう》には脂肪《しぼう》がついています。

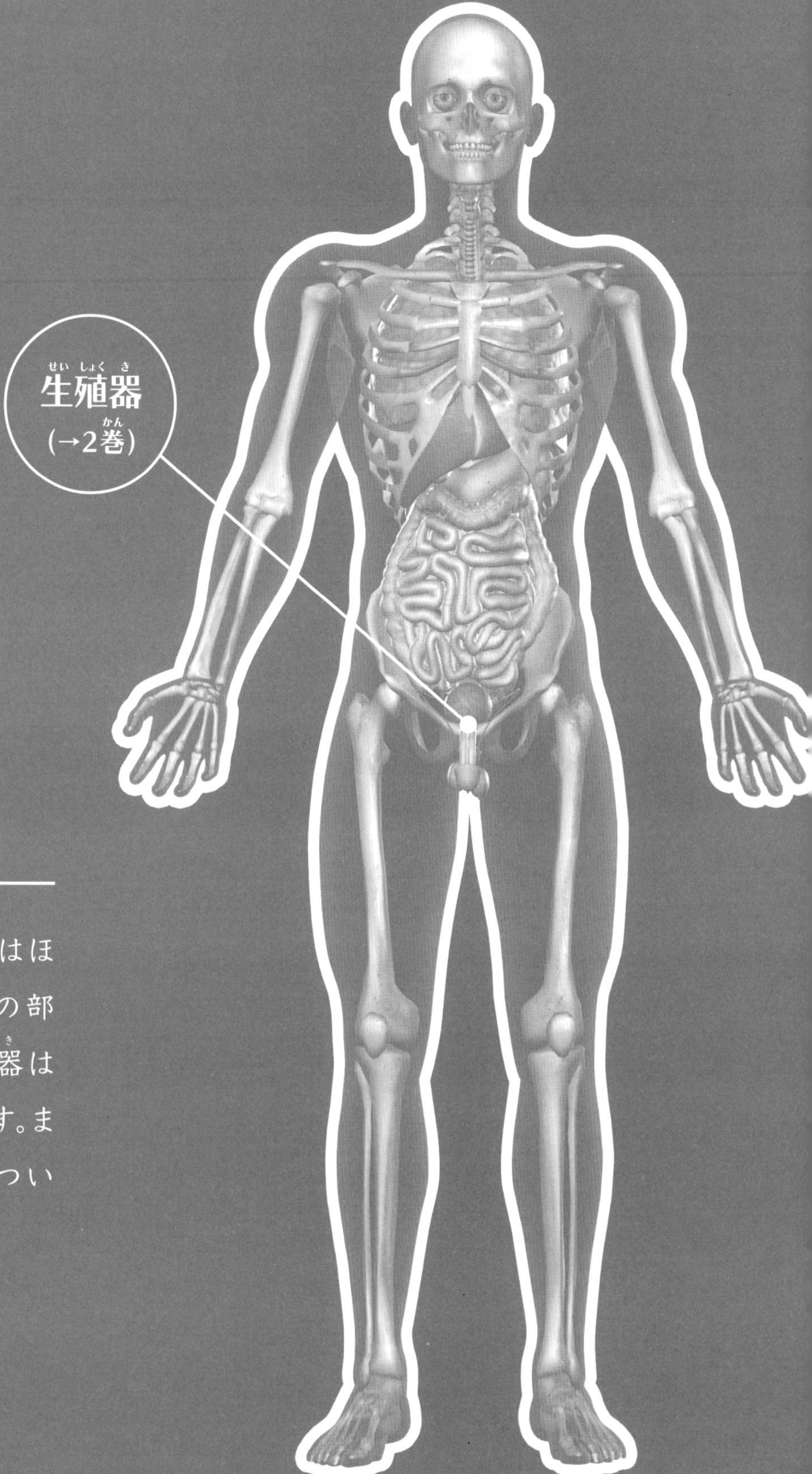

男性《だんせい》